食コーチング

「問いかけ」で進める健康サポート

著 影山 なお子

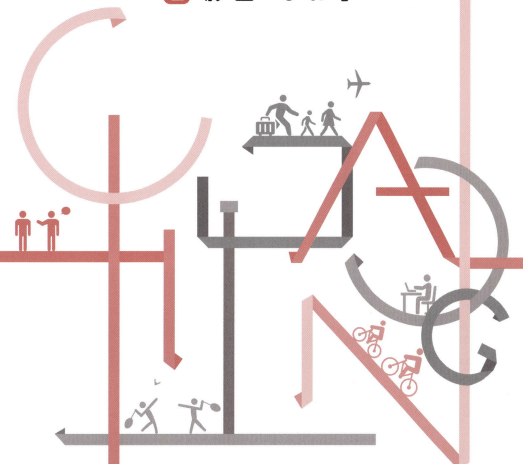

医歯薬出版株式会社

●執筆者

影山なお子
Kageyama, Naoko

管理栄養士
食コーチ®
《食コーチングプログラムス》主宰
・女子栄養大学非常勤講師
・東京療術学院「食コーチング®」学科講師
・日本体操協会認定「一般体操指導員」講師
・国立劇場養成課研修講師（歌舞伎俳優・竹本・鳴物・長唄・寄席囃子）
・国立文楽劇場養成課研修講師（人形・太夫・三味線）

・非営利栄養士・健康支援者ネットワーク《パルマローザ》主宰

This book was originally published in Japanese under the title of：

SHOKU KOCHINGU
(Shoku Coaching)

Author：

KAGEYAMA, Naoko
　Representative, Food Coaching Programs

© 2018 1st ed.

ISHIYAKU PUBLISHERS, INC.
　7-10, Honkomagome 1 chome, Bunkyo-ku,
　Tokyo 113-8612, Japan

表紙・本文デザイン　杉山光章
イラスト　　　　　　かまたいくよ

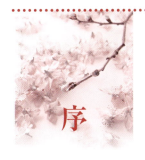

序

「食コーチング®」は、食を通して、人々のモチベーションを高めたり、生きがいを強化したりするコミュニケーションスキルです。それによって、健康の向上を図り、さらに、それが持続することを目指します。

人は健康になるためだけに生きているわけではなく、それぞれの人に、それぞれの目標がたくさんあるはずです。けれども日々の生活の中では、ともすれば、それらの生きがいや将来への目標などを見失うこともあります。

食コーチングは、「問いかけ」や「肯定的指摘」を基礎的スキルとします。なぜなら、人のライフスタイル（価値観、人生観、生活信条など）には、健康を左右する要素が隠れているからです。ちょっとした声かけで、そうしたライススタイルの一端をうかがうことができますが、同時に、問いかけられた人も、ご自分の発言からご自身のモチベーションや生きがいに気づくことは珍しくありません。

私は、国内線の客室乗務員を経て、栄養士になるために栄養士養成大学に社会人入学をしました。栄養士となって就職したのは病院でした。病院勤務を始めて強く感じたのは、患者さんへのサービスマインドの低さでした。患者さんのように、健康に関して不安や悩みがある人にこそ、数時間の空の旅をするお客様以上の思いやりと、心からのサービスマインドが必要ではないか、と強く思いました。

その後、機会があって「コーチング」の研修を受けたことにより、そのコンセプトをもとに「コーチングの食生活バージョン」の必要を感じるようになりました。そこで発想したのがこの「食コーチング」というコミュニケーションスキルです。2005年のことです。以後、研究と開発を続けていますが、その過程でわかったのは、このスキルは、対象者となる人の健康度をあげるだけではなく、それを支える健康支援者自身のモチベーションや健康度をもあげるということです。表情が和やかになり、身だしなみも人間関係もよくなる傾向があるのです。このような健康的なライフスタイルは、「健康のカタチ」となり、あなたの周囲の健康度をあげることになります。この本の内容を実践しようと思われた方は、5年後10年後のご自分と比べるためにも、この本に接する直前の状態を記憶するか記録するかして、「変化」を後日、ぜひ確認していただきたいと思います。

本書は、2007年に『臨床栄養』の別冊として発行されて以来、多くの健康支援者の方々のご支持をいたたき、このたび書籍として刊行されることになりました。別冊の発行に続いて、今回の書籍化に当たっても、マイコーチの大橋禄郎先生から貴重なアドバイスをいただきました。また、「別冊」として発行されて以来の10余年に加え、今後も拙著にエネルギー補給を続けてくださる医歯薬出版の関係者のみなさまに、深い感謝を申しあげます。

2018年9月　　　　　　　　　　　　　　　　　　　　　　　　影山なお子

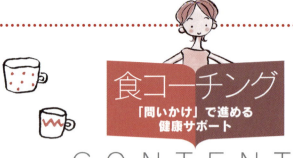

CONTENTS

第1章 なぜ「食コーチング」なのか

1. 「食コーチング」はこうして生まれた 2
2. 「栄養指導」から「食事相談」への脱皮 4
3. 食事相談は何を目指すのか 6
4. クライアントの自発性をどう引き出すか 8
5. 「問いかけ」には、どんなバリエーションがあるか 10
6. サポート（支援）とは何をするのか 12
7. モチベーションをどう見極めるか 14
8. 食事相談を担当する人の資質とは 16
9. 「健康とは何か」の認識を持つ 18
10. 調理技術や食シーンへの理解を深める 20

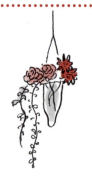

第2章 食事相談の基本とコミュニケーション力

11. コミュニケーションとは何か 24
12. 非言語表現と言語表現の見直し 26
13. あいさつと自己紹介のスキルアップ 28
14. 異性や、年齢差のある人との食事相談 30
15. 仕事や生き方の違いを理由にする人との食事相談 32
16. 「栄養のバランス」の根拠となる基準を持つ 34
17. 食事摂取の目安と活用の仕方 36
18. 俗説を前提とした食事相談にならないようにする 38
19. 「食育」についても考えをまとめておく 40
20. グループを対象とする食事相談 42
21. 食事相談の料金はどのように設定するか 44
22. ほかのセクションとの連携 46
23. 「食コーチ」自身がコーチをつける意味 48

第3章　初回の食事相談

- **24** 食事相談をおこなう場所の条件・・・・・・・・・・・・・・・・・・・・・・・・・・・・ 52
- **25** 医療施設での食事相談室のあり方・・・・・・・・・・・・・・・・・・・・・・・・・・ 54
- **26** 食事相談専用の施設がない場合・・・・・・・・・・・・・・・・・・・・・・・・・・・・ 56
- **27** 最初のあいさつ、自己紹介、タイムスケジュール・・・・・・・・・・ 58
- **28** 最初に聞いておきたいこと・・・・・・・・・・・・・・・・・・・・・・・・・・・・・・・・ 60
- **29** 終了時のフィードバックと次回の予定・・・・・・・・・・・・・・・・・・・・ 62

第4章　食事相談に使う用紙、資料、器具、図書

- **30** 食事相談に先立って聞いておきたい項目・・・・・・・・・・・・・・・・・・ 66
- **31** 食事記録をどのようにつけてもらうか・・・・・・・・・・・・・・・・・・・・ 68
- **32** 「食コーチング」の記入書類の例・・・・・・・・・・・・・・・・・・・・・・・・ 70
- **33** 食事相談に活用したい資料、図書・・・・・・・・・・・・・・・・・・ 74
- **34** 食事相談に活用したいグッズ・・・・・・・・・・・・・・・・・・・・・ 76

第5章　健康な人との食事相談

- **35** 「スリムになりたい」という人との食事相談（1）・・・・・・ 80
- **36** 「スリムになりたい」という人との食事相談（2）・・・・・・・・ 82
- **37** 「標準体重」をどう考えるか・・・・・・・・・・・・・・・・・・・・・・・・・・・・ 84
- **38** 食品に健康効果を求める人には・・・・・・・・・・・・・・・・・・・・・・・・・ 86
- **39** 「頭がよくなる食品」について意見を聞かれたら・・・・・・・・・・ 88
- **40** スポーツ選手との食事相談・・・・・・・・・・・・・・・・・・・・・・・・・・・・・・ 90
- **41** 栄養士や医師、食事相談担当者などとの食事相談・・・・・・・・・ 92
- **42** サプリメントについての食事相談・・・・・・・・・・・・・・・・・・・・・・・ 94
- **43** 外国の健康法に関心を示す人への対応・・・・・・・・・・・・・・・・・・・ 96

第6章　症状のある人との食事相談

- **44** 症状のある人にはどう接するか・・・・・・・・・・・・・・・・・・・・・・・・・ 100
- **45** 肥満の正しい定義とBMIの説明・・・・・・・・・・・・・・・・・・・・・・・・ 102
- **46** メタボリックシンドロームの人との食事相談・・・・・・・・・・・・・ 104

- 47 塩分制限が必要な人との食事相談 ……………………… 106
- 48 糖尿病の人との食事相談 …………………………………… 108
- 49 脂質異常症、痛風の人との食事相談 …………………… 110
- 50 便秘症の人との食事相談 …………………………………… 112
- 51 下痢を繰り返す人との食事相談 ………………………… 114
- 52 胃潰瘍、胃がんなどの術後の人との食事相談 ……… 116
- 53 更年期障害の人との食事相談 …………………………… 118
- 54 「間食がやめられない」という人との食事相談 ……… 120
- 55 「お酒を飲みすぎる」という人との食事相談 ………… 122

第7章　非対面の食事相談

- 56 電話による食事相談をおこなうには …………………… 126
- 57 電話食事相談はこのように進める ……………………… 128
- 58 Eメールで食事相談をおこなうには …………………… 130
- 59 手紙、文書で食事相談をおこなうには ………………… 132

第8章　自分自身を磨く「セルフ食コーチング」

- 60 食事相談担当者の資質をセルフチェックする ……… 136
- 61 自分の環境を見直してみる ……………………………… 140
- 62 自分をアピールするためのメディアづくり ………… 142
- 63 自分のまわりから「マイコーチ」を探す ……………… 144
- 64 食コーチのネットワークづくり ………………………… 146

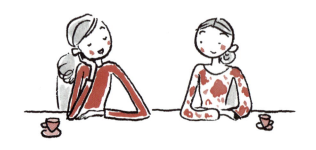

第1章

なぜ「食コーチング」なのか

1 「食コーチング」はこうして生まれた

「食コーチング」の定義

食コーチングとは、主として食生活の面から、人の健康と生きがいをサポートするコミュニケーションスキルです。

健康な方には、より健康になってもらうように促し、肥満や生活習慣病のある方には、自発的にそれを改善することを促します。それに必要な知識や技術は、各自の要求度や実効性を見て提供してゆきます。

「食コーチング」の特徴

食コーチングの特徴をあげてみます。
1) 知識を与えることよりも、相手の方（おもにクライアント。以下、クライアントと呼びます）のライフスタイル（生活習慣や価値観など）やニーズを確かめることを優先します。クライアントが「何をしたいか」「何ができるか」を確かめ、そこから相談を進めます。
2) クライアントとの会話は、こちらからの問いかけを中心とします。
3) 「指導」や「指示」は極力控え、知識の提供も、クライアントの求めに応じる範囲でおこないます。
4) 健康行動がそのクライアントに定着することこそが「食事相談」の最終ゴールと考えます（詳しくは6ページ）。

「食事相談」は、生活の質を保ち、生きがいの追求を支援することにある、と位置づけます。

人は本来、健康を目標に生きているわけではありません。より有意義な、活力ある人生を送りたいという願望を持っているのではないでしょうか。

5) 「食コーチング」は、原則として、期間限定の相談を前提としません。より好ましい健康行動が定着するには、頻繁に相談をおこなうとしても、1年、2年という期間では十分とはいえません。「生きがい」支援である以上、最長の場合、一生のサポートもありえます。

「食コーチング」の誕生以前

航空会社の客室乗務員を経て、栄養士養成大学で学び、栄養士として病院勤めを始めた頃の筆者は、栄養士に対する患者さんの態度がとても固いのに気がつきました。客室乗務員時代のお客様とはずいぶん違います。しばらくとまどった末に、その違いを、こう理解しました。

旅客便では、お客様のニーズに応えることがサービス業務のおもな仕事でした。それに対して病院では、患者さんの間違いを正してあげよう、何かを教えてあげようという意識が強く、それが患者さんにプレッシャーをかけている、と。

どちらもサービス業ですが、病院では、患者さんを管理したがっているように思えました。そんなジレンマを感じている頃、先輩の紹介で「コーチング」の研修を受け

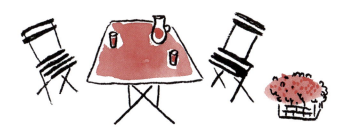

ました。

「コーチング」とは

「コーチング」は、おもに会社などの組織内のチームワークをよくすることを目的としたコミュニケーションスキルです。その基本原理は「人の無限の可能性を信じ、それぞれの多様な持ち味を認め、そこから行動への道筋を引き出し、自発的にそれを実践し、持続することを促す技法である」と理解しました。この「コーチング」との出合いによって、クライアントとの「固まった関係」を改善する糸口が見つけられそうに思いました。

「食コーチング」の誕生

しかし、コーチングには、まだ「食事相談」向きのスキルは用意されていなかったので、これを食事相談向きのバージョンにする必要を感じました。栄養士としての経験、客室乗務員時代の経験、諸先輩のアドバイスなどをベースにして、「食コーチング」の理論とスキルを構築することを考えたのです。

2000年10月から、「食コーチング」と名乗って、会社経営者やビジネスマンなどの食事相談を始めました。以来、「食コーチ」として、栄養士のサークル内でディスカッションをしたり、講演や執筆を重ねたり、栄養士やその他の方のサポート（12ページ）をおこなったりするうちに、その骨子が固まってきました。

2003年には、知人の弁理士さんから、「商標登録をしておかないと、自分が発案したネーミングやシステムを自由に使えなくなる可能性もありますよ」というアドバイスを受け、2005年7月に「食コーチング®」、2006年6月に「食コーチ®」の商標登録を済ませました。この名称の末尾につくいわゆるマルアールマーク「®」は、Registered Trademark（登録商標）を意味するものです。

オリジナリティを大切に

こうして体系化してきた考え方やスキルを、本書によって提示する機会を得ました。この体系の基礎となっている「コーチング」や「行動療法」などが、多くの先行学説やスキルをベースにしているように、「食コーチング」も、いろいろな理論を土台にしています。ただ、諸説を寄せ集めるだけでは、1つの体系を作ることは不可能です。現場での実用性、仲間の食事相談担当者が直面している悩み、いろいろなクライアントの事情などを吸収し、これに筆者の理念やオリジナリティを加えて、体系化を進めているのが現状です。この作業には終点はなく、常に変化とバージョンアップが必要と考えています。

以下の各項で、より効果的な食事相談の実際を示してゆきます。

2 「栄養指導」から「食事相談」への脱皮

「栄養指導」は相談の硬直化

先輩たちによると、「栄養指導」という言葉は、栄養知識を普及させていた時代の名残で、それが何十年も踏襲されてきたのだろう、ということです。

今日でも、栄養指導を必要とする人はいますし、時と場合によって、栄養指導をしなければならないこともあります。

しかし、食事相談担当者がクライアントに対しておこなうのは、栄養指導とは限りません。むしろ中心となるのは、食事や生活習慣、健康行動などであり、相談が進むうちに、仕事や趣味、家族のことなどについて、話題が発展することも珍しくありません。ときには、生き方や人生相談のような話題にまで発展することがあります。

「栄養指導」という言葉は、本来、ダイナミックで、魅力的であるはずの食事相談を、硬直した、味気ないものにしているのが現状ではないでしょうか。

そのため、食コーチングでは「栄養指導」という言葉を使いません。「栄養相談」という言い方も考えてみましたが、やはり「栄養」に偏りがちです。結局、「食事相談」がいちばん適切のようです。

カウンセリングと食コーチング

「カウンセリング」という言葉も、ほとんどの場合「相談」という言葉に置き換えられます。もちろん、相談を進める手法は「カウンセリング」そのものですから、カウンセリングという言葉を使ってはいけないとまでは思いません。

ある講演会で、「食コーチングとカウンセリングとではどう違うのですか」という質問を受けたことがあります。

カウンセリングは、「クライアント中心療法」の創始者・ロジャース（1902～1982年）が提唱した、心理療法におけるコミュニケーションスキルです。

クライアントの価値観を尊重しながら話し合いを進めてゆく方法で、いまは商品の販売手法にまで取り入れられるほど、多分野に普及しています。

当然、「栄養指導」の世界でも、「指示・指導型」手法の見直しが進んでおり、行動療法やコーチングの手法を経て、いまようやく、食事相談担当者の間にも普及しつつあります。

食コーチングも、カウンセリング的コミュニケーションスキルを取り入れています。したがって、カウンセリングと食コーチングとは対比するような関係ではなく、「食コーチングにも、カウンセリングというコミュニケーションスキルが含まれる」とするのが正しい説明です。

行動療法用語は控えめに

行動療法の用語である「行動変容」や「認知」「条件づけ」「セルフモニタリング」「コ

「支援」と「サポート」

「コーチング」は、1980年代後半に、アメリカのビジネスの世界で考案された、組織内のモチベーションアップを目標とするコミュニケーションスキルです。

「コーチング」は従来の「コーチ」(技術指導)という言葉に「…ing」がついた言葉ではないのです。

この点が、「サッカーのコーチ」という場合の意味とは違っています。「コーチング」でいう「コーチ」には「指導」という意味は弱いのです。

スポーツ界のコーチが「引っ張り型」だとすれば(いまは、そういうコーチも少ないと思いますが)、コーチングが考える「コーチ」というのは「あと押し型」というイメージに近いと思います。

「食コーチング」も、この考え方にそって、クライアントの食生活や健康、ライフスタイルを「支援」します。食生活の支援とは、「肉を食べ過ぎないように」などの注意や、「朝ご飯は食べないといけません」などの禁止や抑制、指導中心ではなく、クライアントがいま、どういう状態にあり、どういうことを求めているか、さらにまた、そのうちで、いまから始められるのはなんなのか、などを確かめることからスタートします。

どんな人の食生活も、その人が生きた分の歴史があり、生活習慣として定着していますから、新しい知識を提供したとしても、一朝一夕にはそれらを改変できるものではありません。

「サポート」は一見遠回りをしているようですが、自発性の促しは改善への強い動機となり、持続するので、結果的には目標への近道となります。

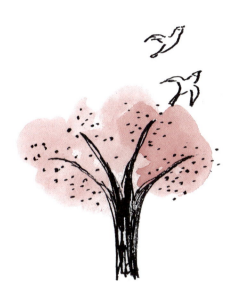

ンプライアンス」などの言葉も、食コーチングでは原則として使いません。どれも学ぶところの多い概念ですが、不慣れなままに使うことで、食事相談担当者がクライアントに対して威圧的になることを恐れるからです。

「クライアント」という言葉も一般的とはいえません。しかし、食事相談を望む方は「患者さん」とは限らないので、「お客様」という意味で「クライアント」を使います。精神医学界では「クライエント」ということもありますが、食コーチングでは、ビジネス用語にもなっている「クライアント」に従います。

「モチベーション」という言葉は、むしろ、よく使います。「動機」という言葉に置き換えると、心理学や行動療法でいう「動機づけ」のニュアンスが強くなります。食コーチングで使う「モチベーション」は、スポーツ選手やミュージシャンなどが日常的に使っている「意欲」「やる気」「自発性」「目標」「刺激」などの意味が強くなります。

3 食事相談は何を目指すのか

ライフスタイルに目を向ける

「食事相談」といえば、クライアントからの「体重を5㌔減らしたい」「野菜を1日に350㌘もとれない」「お医者さんから血糖値を下げるようにいわれたので」などの注文に答えるのが一般的な形です。

しかし、そうした個々の問いに1つ1つ答えていると、問題解決への遠回りになることがあります。もちろん、上にあげたような質問は突然出るわけではなく、事前にいろいろな情報が伝えられています。それでも、クライアントと対面してしばらくすると、とかく一問一答的になりがちです。問いかけに即答するのは親切だし、こちらにはそれだけの知識もあるとすれば、そんな対応も自然に思えるかもしれません。

しかし食コーチングでは、そうした質問が出るとき、クライアントのバックグラウンド、言い換えれば「ライフスタイル」にも目を向けるようにします。

ライフスタイルとは単に生活習慣という意味にとどまらず、英語での意味「生き方や価値観、人生観」をも含みます。

そんな大きなテーマに入り込むと、肝心の食事相談が進まないし、こちらとしても、人の生き方の話などにかかわっている暇はない、と思いたくなるでしょう。

しかし、しばしば触れるように、食コーチングはクライアントをリードするのではなく、あと押しをするのが原則ですから、「人生はこうあるべき」などと指導する必要はまったくありません。

家族構成や仕事との関係

食事相談に応じる者としては、たとえ限られた時間内の食事相談であっても、そのクライアントのバックグラウンドをイメージしながら相談に応じたいと思います。

その理由として下表の4点があげられるでしょう。

クライアントの複雑な生活背景をつかむのは、ひどく手間のかかる仕事のように思われがちですが、「5㌔やせたいと思ったのはどうしてですか」「ご家族も賛成なさっているのですね」などの質問をするだけでも、その一端が見えてくるものです。

クライアントの特徴

1	クライアントが食事相談を受けたいと思っている理由は1つとは限らず、またその理由も思いの強い順に示されるとは限らない。
2	クライアントの家族構成は、これからの生活改善を左右する。
3	仕事や生活時間は、生活改善をするうえで重要な意味を持つ。
4	個々の問題にだけ目を向けていると、一時的に改善されたとしても、またリバウンドしてしまうことが多い。

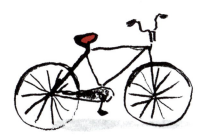

健康生活のバランスシート

下の円グラフは、人の1日の生活行動を3つに分けたものです。

生活行動は人それぞれで、1人として同じパターンはないはずですが、大きく分類すれば、この3つの分類の中に入ります。食事相談は、単純に考えればクライアントの生物的活動を支えるもののように思えますが、実際には、育児の相談（人間的・社会的活動）」であったり、「より健康になりたい」という保健的活動であったりします。

いずれにしても、この円内の活動がバランスよく営まれていることは、心身の健康条件を考える目安の1つになります。

実際には、仕事に追われて食事がおろそかになったり、健康を望むあまり、健康食品やいろいろな健康法にこだわり、栄養的には偏りがあったりと、そう簡単にはよいバランスを保てません。

食事相談においては、左のような円グラフを頭に描きながら対応することで、話が細部に細部に入り込むのを予防することができるでしょう。

食コーチングにおける食事相談の方向性として、「人の人生の質を食事や健康面から支えること」は大きなテーマです。

食生活のQOLとは

医療関係者の中には、クライアントのクォリティ・オブ・ライフ（QOL）を考える人が少なくありません。「生活の質。どんな状況にあっても（たとえば、がんや認知症）、人間としての尊厳を重んじ、人間らしい生活を維持すること」です。

食生活に関するQOLとは、病気治療中の人が回復して、普通食が食べられるようになったら「成功」という程度のものではありません。退院後は、より栄養バランスのよい食事を、定刻に、家族と一緒に楽しく食べるなど、一段上の食生活を目指したいものです。食事相談担当者の理念が常に「次」を求める、より高いものであると、クライアントのモチベーションも高まることでしょう。

人間の行動分類

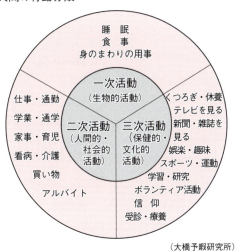

（大橋予暇研究所）

4 クライアントの自発性をどう引き出すか

自発性とは何か

「自発性」とは、「他からの教示や、影響によるものでなく、内部の原因・力によって思考・行為がなされること。自動性」と定義されています（広辞苑より）。

けれども、生物は外界の刺激に反応して生きていますから、100％の自発的行動というものは、ほとんどないといってもいいかもしれません。

行動科学などでは、人間の行動は内的・外的のモチベーション（動機、動因）によって引き起こされる、とします。

動機は人が人に与えるとは限りません。快晴の日には外出をしたくなる、秋の夕暮れにはセンチな気分になる、などのように、自然現象も人にいろいろな動機を与えます。

食事相談の場合には、相談する場所を快適にするとか、食事相談担当は身だしなみを整えクライアントに優しく接するとか、ていねいな言葉づかいをするとかも、クライアントのよりよい自発性を促す環境の1つとなります。

一生サポートする意味

食コーチングではクライアントの支援を一時的なものとは考えません。目標を一生というところに置きます。もちろん、1回だけの食事相談ということもあります。そんなときにも、よい生活習慣を見つけて、それを評価します。

好ましい習慣をこれからも続けることが、「○○さんの健康維持のためにはとても大事なこと」という点を強調します。1回だけの食事相談だからこそ、あしたに続けたい習慣、来年も続けたい習慣であることを伝えて、それを自発的に持続するように促します。クライアントが、食事相談をする以前から続けている生活習慣や、よい考え方を見つけ、それを支持します。これが自発性を強化するための原則です。

困った例としては、卵を毎日食べているという人に対して、「野菜はどうですか」とたたみかけること。せっかく、卵を毎日食べるというよい習慣があるのに、そのことを評価しないで、話を野菜に移してしまう。これは、自発性の芽を摘むことになります。

なぜ、自発性が大切なのか

脳科学や認知科学の知見によると、人間の認知能力（とくに言語能力）などは、10歳くらいまでに基礎が形成されるといいます。そのあとは、それまでの基礎的な素材を素地として、新しい刺激（情報）を取り込んでゆくそうです。

自家製パンにたとえれば、手持ちの小麦粉に、新しく入荷した小麦粉をブレンドして、独自のパンを作り出すということでしょう。大人になってからの外国語習得が

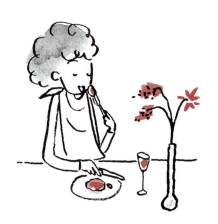

自発性を促すスキル

1	「栄養指導」ではなく「食事相談」であることをしっかりと認識する。
2	問いかけによって、相手の感受性、考え方、願望、将来へのイメージなどを探る。
3	どんなに小さな生活習慣でも、望ましいものであれば、評価する。
4	よい習慣を伸ばしてゆくことは、結果的によくない習慣を縮小させることになる。

困難なのは、ベースになる言語パン用の原材料の賞味期限が切れているのに、新入荷の素材を加えてパンを作ろうとするためでしょう。つまり、本能的な言語習得期間を過ぎると、あとはひたすら学習（反復練習）によって習得しなければならず、そこに苦労が伴います。

食習慣も同じで、どんなに望ましい知識や習慣も、学習だけで身につけさせようとすると困難が大きいものです。それよりも、すでに身についている習慣を見つけ、それを軸にして、よい習慣の範囲を加えてゆくほうが効果的です。それには自発性の拡大を図ることです。

食コーチングによる相談の経験からしても、よいところを見つけ、それを支持するほうが、目の前の好ましくない生活習慣を変えるよりも効果があるように思います。

近年、多くの人が「行動変容」という言葉をしきりに口にします。しかし、クライアントの意識や行動を変えることばかりに力を入れ過ぎると、学習の要素が多くなり過ぎます。大切なのは、その場限りの変容ではなく、自発性の強化による生涯にわたっての持続性なのです。

自発性を促すスキル

クライアントの自発性を尊重するためのポイントは、上の表のとおりです。

たびたび触れますが、「指導癖」があるとクライアントの自発性を引き出しにくくなります。

初対面の方と話をするときなど、自分の年齢や学歴などを、聞かれもしないのに披露する方がいます。その心理は、相手が持っていないものを強調して、相手より優位に立ちたいという心理の現れかもしれません。

食事相談でも、クライアントが1を知っていれば2を教え、3を知っていれば4、5を教える、というような癖が出ることがあります。これも、相手より優位に立ちたいという心理のようです。

このような癖を抑制するには、どんな相手とも対等に接する、偉ぶらない、必要以上に年齢や世代を話題にしない、などを心がけて、これを公私の別なく生活習慣にすることです。

5 「問いかけ」には、どんなバリエーションがあるか

「問いかけ」に上下はない

　道を尋ねる、友人に質問をするなどの場合、問いかける人と答える人との間に、立場上の上下関係が生まれます。

　ことわざにも、「聞くは一時の恥、聞かぬは一生の恥」というのがあって、聞くことを「恥」としています。

　こんな伝統がある社会では、クライアントに対して問いかけることは、自分がへりくだることのように感じる方がいても不思議ではありません。

　しかし、食コーチングでは、クライアントの現状、考え方、今後の希望などを知るために、積極的に問いかけをします。「問いかけ」は、コーチング系のコミュニケーションに共通の基本スキルです。

ひとこと聞けば済むこと

　こんな話があります。ある栄養士が、女性のお年寄りに牛乳を飲むことをすすめたところ、後日、家族からクレームがありました。

　「うちの家族は、牛乳を飲むとお腹がゴロゴロになるので、以前から飲んではいないんです。お婆ちゃんは、私たちに遠慮して、近くのパン屋さんのドア影で、こっそりと牛乳を飲んでいるそうです。近所の人から『お宅ではお婆ちゃんに牛乳も飲ませてあげないの？』と言われて恥ずかしい思いをしました」

　このケースでは、お婆ちゃんに「お宅では牛乳をお飲みになっていらっしゃるのですか」と聞いておけば、対処法はずいぶん違ってきたことでしょう。

　クライアントに「卵を食べ過ぎないように」「お肉はほどほどに」などと「指導」する人が多いのですが、まずは「卵を召しあがっていますか」、そして次には「週に何個ぐらいですか」と尋ねてから、一緒に考えるようにしたいものです。

「問いかけ」は積極性の証明

　食事相談の場面で「問いかけ」と「指導」とを比べたとき、なんとなく指導のほうが仕事をしているように感じられるかもしれません。「自分の知識をなるべく多く伝えたい」という、仕事への熱意の表れである場合もあります。

　けれども、クライアントの現状を確かめずに、一方的に指導すると、クライアントをミスリードする原因になりやすい。それは、本当は郵便局へ行きたい人を、駅の近くで迷っていたからといって、駅へ案内してしまうようなものです。「どちらにいらっしゃるのですか」と聞かずに案内すれば、そんな結果になります。

　従来の「栄養指導」が、とかく画一的で、「どの人も言うことが同じ」といわれるのは、個別対応をしようとしない、横着な対処法であるからでしょう。

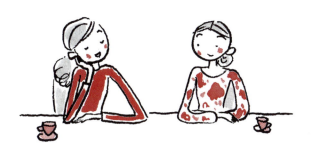

コーチング系の理論の中には、「意見をいうことは消極的、質問は攻撃的」というものまであります。意見は、それ１回で完結するけれど、質問は、そこからいろいろな選択肢が生まれ、アイディアがふくらむという意味でしょう。

食コーチングの場合も、人の健康やライフスタイルをサポートするための第一歩が「問いかけ」です。問いかけコミュニケーションによって１歩１歩確かめながら進むことは、相手かまわず「指導」することよりもずっと積極的であり、そして誠実な対処といえるのではないでしょうか。

「問いかけ」はボーリング調査

食事相談に当たる人は、「問いかけ」にもいろいろなバリエーションがあることを理解しておきましょう。ひとくちに「問いかけ」といっても、右にあげるように、いろいろなパターンがあります。

食事相談では、当てこすりや詰問のような、相手を責める「問いかけ」はしません。しかし、それ以外の「問いかけ」は、ほとんどのものを駆使します。１回の食事相談ですべての「問いかけ」をおこなうというのではなく、TPOによって、最適のものを選ぶことになります。

それは、石油採掘のためのボーリング調査に似ています。クライアントにとって、いま何が最良の選択なのかをボーリングに

問いかけのバリエーション

1	自問、自省——適否、好悪の判断
2	相手の関心を引く——子どもが親を引きつけるために頻発する「これなぁに」「どうして」など。
3	人間関係の維持、好意を示す——あいさつとして、「お元気？」「お出かけですか」「お変わりありませんか」
4	促し——「それから」「あなたならどのようにしますか」
5	聞き直し——「えっ？」「もう一度お願いします」
6	驚き——「ほんとう」「うそでしょ」
7	質問——「おトイレはどちらですか」
8	確認——「カギ、しめていい？」
9	当てこすり——「偉いのはあなただけって言いたいのね？」
10	詰問——「そんなに意志が弱くて、この先、やっていけると思うの？」
11	誘導——「間食したくなったら、どうするんでしたっけ？」
12	婉曲表現——「窓をあけていただけませんか」「通していただけます？」

（大橋禄郎 2004.5.）

よって探索するのです。それはクライアントの弱点を探すとか、「行動変容」をさせるべき問題行動を発見するとかではなく、クライアントの可能性を発見するのが目的です。

6 サポート（支援）とは何をするのか

サポートとは

　リーダーシップには、「オレについて来い型」と「あと押し型」とがあるといわれます。近年は、スポーツのコーチでも、叱咤激励やシゴキで一方的に引っ張るのではなく、選手のタイプをよく見るようになり、結果として、あと押しをするパターンが増えているとも聞きます。

　食事相談は、その人の生活や人生を食の面から支える仕事です。したがって、リーダーとしては「あと押し型」といえます。これがサポーター（支援者）としてのポジションでしょう。

　どんなに有用な食事理論も、その人の生活環境の中で生かされなければ意味がありません。主役は常にクライアントです。栄養理論の1から10までを相手構わず押しつけようとするのは、自分が優位に立ちたい、主役になりたいという潜在意識の現れかもしれません。

　サッカーのサポーターは、いくらエキサイトしても、グラウンドに出て、自分でボールを蹴ったりはしません。それをしたらゲームは無効になってしまいます。

人生のサポーターにもなる

　子どもの頃、「人は生きるために食べるのか」「食べるために生きるのか」などという迷問答をしたことはありませんか。

　栄養士となった筆者の現在の答えは「人は生きるために食べる」です。周囲の人とのコミュニケーションや社会参加、自己実現などのために、食事をし、健康を願うのではないでしょうか。食事や健康は、一般的には、人生の目的というよりも手段であると考えます。

　しかしそれでも、食事を軽んじることにはならないでしょう。氷山を下支えする巨大な水面下の体積の部分が食事と考えれば、食事の大切さはゆるぎません。

　「支援」にも、災害被災者に対する緊急救済のようなのもありますが、食事相談という支援は、一時的な救済ではなく、長期にわたる応援、励まし、伴走というのに近い支援でしょう。

最後までサポーターに徹する

　現在、病気で入院中の方についても同じことがいえます。薬や治療食、検査などに大きく依存する生活をしているわけですが、その状態を持続するのが食事相談担当者の目的ではありません。1日も早く普段の生活に戻ってもらうことを目標にして、それを支えるのが担当者の役割であることを忘れたくはありません。

　不幸にして、社会復帰の可能性が小さい人の場合でも、「サンマの季節になりました」「今年はブロッコリーが安いようです」などと、患者さんが元気な頃の生活をイメージできるような話題を選ぶことで、脳

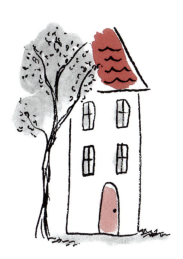

が活性化し、元気になるきっかけを与えることにもなります。

　サポーターとしては、どんなに重篤な患者さんを担当することになっても、試合をあきらめたり、敗戦を認めたりしないことです。人生の苦戦を強いられている選手の逆転勝利を信じて、最後までサポートを続けたいものです。

広がる守備範囲

　あるとき、病院勤め時代のクライアントから電話をもらい、以前のように食コーチングのサポートを受けたい、という依頼がありました。体重がリバウンドしたそうですが、「でも食事相談ではなくていいんです」と言います。仕事のこと、家庭のこと、生きがいのことなど、いろいろな悩みを聞いてほしいとのことでした。

　このような問題に対応する職業は、ほかには意外に少ないのではないのでしょうか。心身の病気でもないので医師の出番ではありませんし、離婚や経営の問題でもないので、調停員や経営コンサルタントなどの出番でもありません。

　こんなとき、食や健康を中心としたサポーターの存在意義を感じます。栄養士としての筆者には、そのクライアントの仕事や家族問題にかかわれるだけの知識も準備もありません。

　けれども、食コーチングでは「答えはその人の中にある」と考えますから、このクライアントの力添えを引き受けることはできます。電話サポートによって、このクライアントの内的環境は、よくなっているように思います。

　医療は、病気の早期発見・早期治療の時代から、予防を優先する方向へとシフトしつつあります。

　このような環境の中では、食や健康に関するサポートは、市民の日常生活の中に限りなく広がってゆきます。それには文字どおり、人生のサポートを含みます。

　食事相談担当者は、自分の仕事の多様性を認識し、その意義に自負を感じてよいと思います。もちろん、責任も大きくなってきていますが……。

サポートで注意すること

　この項の最後に、サポートで注意する点をあげてみます。

1)「私はこう思う」「私ならこうする」などの表現はなるべくしない。
2) 支援過剰に気をつける。依存癖がつくと、自分の判断をあと回しにすることにもなる。「あなたはどうなさりたいのですか」「ご家族はどうおっしゃっているのですか」のように、判断材料をクライアントの生活の中に見つける。
3) 事例に語らせる。よい例、よくない例などは、新聞や雑誌、書物の記事の紹介や提示によって、クライアントの判断を引き出すことができる。

7 モチベーションを どう見極めるか

モチベーションの定義

モチベーションという言葉は、スポーツ選手やミュージシャンがよく使うので、カタカナ語として定着しつつあります。

「個体の行動を引き起こす動因。またそういう動機を与えること。動機づけ」(『例文で読む カタカナ語の辞典』小学館発行)や「動機づけ、動機となる事情、刺激、(行動する)意欲、やる気」(『ライトハウス英和辞典』研究社発行)という説明で、日常語としては理解ができます。

「動機」よりも、「刺激」「意欲」「やる気」と理解したほうがわかりやすく、使いやすいのではないでしょうか。

不安もモチベーションになる

モチベーションには、「何かを食べたい」「眠りたい」のように、生理的、日常的なものから、「資格を取りたい」「有名になりたい」のように、自発的なもの、努力や運に左右されるもの、社会性あるものなど、さまざまです。

一方、他者が人や動物にモチベーションを与えて行動を促すこともあります。子どもにおこづかいをあげたり、ほめてあげたりして、行動を「強化」する例です。行動療法では、こうした「強化子(きょうかし)」によって「行動変容」を促進したりします。

モチベーションを「動因」とした場合には、不満や不安、苦手や嫌悪なども、人を行動に駆り立てることがあります。悲しみをこらえる笑顔、失意を紛らわす「やけ食い」「やけ酒」、コンプレックスを努力で克服するなどの場合です。

それを整理したものが下の表です。

食生活とまったく関係のないモチベーションが、食行動として現れることはごく普通にあることで、やけ食い、やけ酒、愚痴をこぼすための"飲みにケーション"、

モチベーションの種類

内的モチベーション	＋	何かを食べたい 新しい服を買いたい スリムになりたい 魅力的な人になりたい お金を貯めたい 資格を取りたい 尊敬されたい
内的モチベーション	－	自分には無理だから 弱い体質だから あの人とは合わない やる気が起こらない
外的モチベーション	＋	受験に成功 役職への昇格 人からの尊敬 いろいろな実績 講演や執筆依頼
外的モチベーション	－	資格取得に失敗 人からの中傷、批判 資金不足

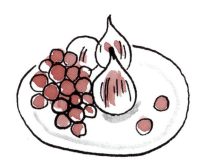

仕事上の飲食接待などです。

平和で自由な社会では、社会的モチベーション（ときには干渉）によって行動を起こす機会が減りました。

昔は、成人の役割、結婚の時期、親戚や近所づき合いなど、外的モチベーションによって行動せざるを得ないことが多かったと、親からもよく聞きます。

人の干渉が少ない社会では、自分でモチベーションを高め、自分を行動に駆り立てなければなりません。人によっては、それがストレスになったりします。

食事相談担当者としては、モチベーション不足自体が、肥満ややせ、生活習慣病の素地になっている可能性も考えてみる必要があります。クライアントのモチベーションの有無（ゼロはないにしても）や強弱を一面的に見ていると、サポートポイントを外すこともあります。

マズローの「5段階欲求説」

アブラハム・マズローの「5段階欲求説」は広く知られています。マズローは「欲求」としていますが、これは人の根源的なモチベーションと考えてよいのではないでしょうか。

食コーチングは、食行動の背景となるライフスタイルや人生を視野に入れてサポートをするので、マズローの説には、人の長期的・継続的なモチベーションを考えるう

マズローの5段階欲求説

1	生理的欲求
2	安全への欲求
3	社会参加への欲求
4	尊敬されたいという欲求
5	自己実現への欲求

えでのヒントがあります。

マズロー自身は次のような意味のことを述べています。

「5段階の欲求とはいっても、階段をのぼるように順番に欲求が高まるわけではなく、人により、状況によって、どの部分が強まるかは異なる」と。

テロや戦争のある地域では、安全への欲求が強まるのは当然ですが、平和な日本でも、食の安全を求める方は多く、また、健康や長寿を願って多くのお金を使う方が多いのも現実です。

病気の方や、ウエイトコントロールに悩む方が、サプリメントに多額の投資をする例では、健康が自己実現への手段というよりも、健康そのものが目的化し、それが生きがいになっているようにも見えます。このような例も多いので、「健康は自己実現の手段」と単純に割り切ることができないのが現実でしょう。

8 食事相談を担当する人の資質とは

クライアントとの対等な関係

　食コーチングでは、食事相談担当者の資質として、クライアントとの対等な関係が維持できるかどうかという点をとても重視します。それは、クライアントの自発性を促すための基本的なコミュニケーション方法と考えるからです。

　自発性を促すには、上から「こうしなさい」「そんなことしていたら長生きできませんよ」などと決めつけないようにします。強く言って押しつけた行動は、そのときは効果があったように見えても、長続きしないことがあるからです。

　自分の知識や経験、性、年齢、職業（たとえば栄養士、看護師、保健師、医師、教員など）などを背景にして、相手への態度や口調が強くならないように、自分を律する感性を磨き、安定した態度を維持するように努めたいと思っています。

サービス業としての自覚を持つ

　食事相談担当者は、自分の職業や立場がなんであれ、その行為はサポートであって、自分が主役になって、人を動かすことではない、という点を強く心にとめておきたいところです。

　食事相談はサービス業の面を持っています。「サービス」の意味は広く、ビジネス上の客扱いから、公共事業、宗教上の勤め、軍務、奉仕、公務などまで、多種多様です。食事相談は「公的な奉仕」と考えてはいかがでしょうか。

予防段階のコミュニケーション

　今日では、病気の最前線は病院から市民の生活の場へと広がってきています。2次予防から1次予防へ、さらに0次予防へと、守備範囲は広がるばかりです。

　これをコミュニケーションの形という点から見ると、次元が変われば、話し方なども変わるのが現実のようです。でも、どんな場合も、自尊心のある人間同士の対話の形を維持しましょう。

- ■0次予防や1次予防——病院以外のところでのコミュニケーションが中心です。現在、発病の可能性を意識していない人

生活習慣病予防のレベル

0次予防——上下水道の整備、居住環境の整備、貧困、知識や教育の著しい格差の是正、労働条件の改善など。
1次予防——単に「予防」とも。栄養、運動、休養などによる予防。肥満やメタボリックシンドロームの予防もこのレベル。
2次予防——いわゆる早期発見・早期治療。各種のスクリーニング検査。
3次予防——発病後の重症化の予防、合併症や副作用の予防など。

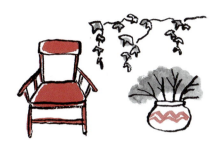

が多いといわれています。人間関係はきわめて対等です。それは、出先で道を尋ねられたとき、教えるほうと教えられるほうとの関係と同じです。教えるほうがあまり大きな態度をとったら、社会性を疑われます。

- 2次予防──メタボリックシンドロームという概念が生まれたことで一病息災、二病息災という人が増えました。10代の人に健康や病気予防の意義を魅力的に語る話法が求められています。
- 3次予防──病気の進行によって禁止事項も増え、クライアントの行動を抑制する必要から、強い表現が選ばれることもあります。しかしそれは、あくまでも手法の範囲のことであって、人間関係の上下を意味するものではありません。

強い言い方が通常のコミュニケーションパターンになってしまうと、楽しいはずの食事が怖いものになりかねません。食卓でいつも小言をいう親は、子どもを食事嫌いにしかねません。それと同じことが患者さんにも起こり得るのです。

医師などが講演会やメディアに登場して、食事や栄養に関して断定的に発言することがあります。しかし公的なメディアでの発言は、おもに0次、1次予防レベルの人を対象にします。それを忘れて、決めつけた言い方をすると、元気な人までをも惑わせることになります。病院とは違う場面での話ということを考慮してほしいと思います。

- 4次予防──現在、「4次予防」という言葉はありません。しかし、介助が大変だからとベッドにいる時間を長くしたり、お年寄りに対して子どものように話しかけたりすることで、病気の程度とは別に、人間らしさそのものが失われます。病気以外のことで、患者さんの人間としての尊厳が失われるのを守ることを「4次予防」といってもよいのかもしれません。寝たきりの人の口に黙って食事を押し込むような介護も、「4次予防」に対する配慮不足といえるでしょう。

好ましくない態度や資質

ここでは、あえて好ましくない態度や資質のいくつかをあげてみましょう。

1) 身だしなみをいい加減にして対する（髪が乱れている、化粧をしていない、服やユニフォームのボタンをかけない、古びた履き物など）。
2) 年長であること、経験者であることをしきりに口にしたり、教訓めいたことをしゃべり続けたり、断定的な話し方をしたりする。その反面、問いかけをほとんどしない。
3) 「です・ます体」のていねい表現を一貫して使えない。「あんた」「……だよ」「そんなことやっていては責任持てないぞ」などの表現をしばしばする。
4) 話の断線が多い。自発性や気づきを促すための、意図的な迂回ではなくて、無計画に脱線を繰り返す。
5) 相手構わず、医学や栄養学の知識をひととおり話したがる。

9 「健康とは何か」の認識を持つ

なぜ健康観を持つのか

　食事相談の目標の1つは「よりよい健康状態の維持・発展」です。食事相談担当者は、食事相談の行き先の1つである「健康」について、ある程度は考えておく必要があると思います。

　「健康」という目標が見えていれば、食事相談がときには横道にそれることがあっても、軌道修正がしやすいでしょう。

　健康観は、多かれ少なかれ、人それぞれが持っています。しかし中には、思い込みや論拠のない伝聞情報もあります。

　食事相談のプロとしては、客観性のある健康観を用意しておいて、それをベースにして相談を進めるようにしましょう。ただしそれは、自分の健康観を人に押しつけることではありません。

健康の定義

　健康の定義として知られているのは、WHO（世界保健機関）の提言です。

> 「健康とは、単に病気でない状態をいうのではなく、身体的、精神的、かつ社会的に良好な状態をいう」　　　　（1945年）

　ここでは「病気ではない」というだけでは健康とはいえないとしています。少し拡大解釈になるかもしれませんが、生きることへの意欲がないとか、毎日退屈に過ごしているとかは、健康な状態とはいえないかもしれません。

　「精神の健康」という考え方を反映した言葉に「健康ながん患者」というのがあります。比較的軽度のがん患者が、ひとり暮らしのお年寄りの介護をしたり、登山をしたりする例が紹介されています。

　こういう考え方であれば、三重苦を背負って立派に生きたヘレン・ケラーは、とても健康な人生を送った1人でしょう。

健康の6大要素

　ところで、従来、健康のための3大要素として、次の3つがあげられました。

> 栄養　運動　休養

　これに対して、大橋禄郎氏（大橋予暇研究所）は、これは人生50年の時代の要素である、とします。人のボディを養うのは栄養素ですが、人生90年の時代ともなると、心をケアし、心を日々養うために、ストレスの緩和と、生きがいは欠かせない、とも。そこで、健康のための要素に3つを加えて、次の6大要素を考えたい、と提案しています。

> 栄養　運動　休養
> ストレス緩和　よい人間関係　生きがい

　ストレスは、だれにもあることです。「解消」というのは正しくなく、「緩和」というのが妥当だと言います。ふろに入る、音楽

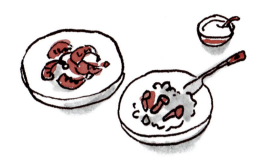

を聞く、というような日々の対処法だけでなく、来週、来月、来年、さらには人生の予定を持つこと——それこそがストレス緩和法であるとも言います。

ストレス緩和というのは、通常、1人でできることではなく、家庭や仕事、地域、余暇活動などの人間関係と深くかかわっています。「よい人間関係」や「生きがい」とも大きくかかわっていることになります。

「生きがい」は、人それぞれなので、第三者が想定することはむずかしいのですが、一般論としては、①自分としては健康と思えること、②人との交流があり、自分を支持してくれる人がいること、③先々の予定や達成目標があること……などがあげられるでしょう。

ブレスロー等の「7つの健康習慣」

レスター・ブレスロー等による『生活習慣と健康』《ライフスタイルの科学》（森本兼曩監訳 HBJ出版局発行 1989年1月）では、「7つの健康習慣」として右の項目をあげています。

20年余り前の研究ですが、今日の常識と少しも異なりません。

次にブレスローは、ストレス緩和のシステムの1つとして、「社会的ネットワーク」というものに注目しています。親・兄弟のような肉親を中心とした「強い社会的ネットワーク」に囲まれ、そのうえで「あまり

7つの健康習慣

1	喫煙をしない。
2	飲酒を適度にするか、まったくしない。
3	定期的にやや強い運動をする。
4	適正体重を保つ。
5	7〜8時間の睡眠をとる。
6	毎日、朝食をとる。
7	不必要な間食をしない。

よく知らない人」——近所の人、同僚、ときどき会う人など「弱い社会的ネットワーク」にも囲まれた人が、健康や幸福を守るうえでは有利だとしています。

強いネットワークだけではなく、弱いネットワークにも囲まれていることが有利としている理由は、強いネットワークだけでは情報量が少なく、その質にも限界があるとしています。

このことから、人は栄養補給だけではなく、情報補給（生きがいともいえる）も必要であり、それによって、より元気になるということができると思います。

食コーチングが、「生きがいづくり」をサポートの目標としている理由はここにあります。健康と幸せの追求は、同じことのように思えます。

10 調理技術や食シーンへの理解を深める

食シーンを広くとらえる

食事相談は面談室のようなところでおこないます。つまり、ほとんどが机上で進められる作業です。しかし食事相談の内容は、最小限の範囲でも食生活全般に及びます。個人の食シーンは、少なくとも以下の6つに大別できるでしょう。

食シーンの分類

1	買い物——食材や調理済み食品、食器、調理器具、贈答品などを選ぶ、買う。
2	調理——献立を考える、下ごしらえをする、調理をする、盛りつける、配膳する。
3	飲食——家での食事、仕事先での同僚との食事、歓談、接待、食べ歩き、パーティ、旅行、おやつ、夜食、健康食品をとる、晩酌など。
4	後片づけ——食器などを下げる、洗う、食卓を片づける、食器や調理器具を収納する、ゴミを捨てる、冷蔵庫内や火元周辺を整理する。
5	情報収集、学習——料理を習う、食事の選び方を学ぶ、食材やおいしいもの・安いものなどについて話題にする。料理番組や料理記事を見る。
6	介助、世話——病気や寝たきりの人や動物に食事を供する。

ひとくちに食事相談といっても、話題は左記の全シーンに及びます。したがって、栄養理論や病理に関して詳しければよい、というわけにはいきません。といって、家事や調理経験のない人や少ない人は、食事相談に当たる資格がない、というわけではありません。調理経験がない人であれば、問いかけを用いて、「クラムチャウダーはどのように作るのですか」「お宅では肉じゃがの肉は、どんなものを使うのですか」のように、クライアントから話題を引き出すこともできます。

大切なのは、自分の不得意な食シーンの話題をことさら避けたり、けなしたり、軽視したりしないことです。

食シーンのメッセージ性

最近、栄養士養成校のカリキュラムから調理実習の時間が減らされたり、あるいは病院関係者から「栄養士は厨房にこもってばかりいてはダメ」というような発言が出たりして、なんとなく調理が軽視される風潮があるようです。

そのうえ、食の外部化（外食や中食に頼ること）が進んでいるため、調理経験の少ない保健関係者が増えていて、ますます調理軽視の傾向が強くなっています。

こんなときこそ考えておかなければならないのは、食事や料理は、命の支えや栄養補給のためだけに存在しているわけではな

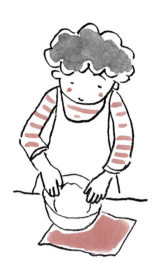

い、ということです。

料理や食事には、意識をする・しないにかかわらず、いろいろなメッセージが含まれています。冷たくなったみそ汁を供するとき、そのみそ汁には供する人の、食べる人への思いやりのなさ、または不注意などの意味が含まれます。

タイミングも味を決める

食事や料理は、五感に訴える情報メディアの要素を多く持っているということです。見た目や味、香りはもちろん、手触り、歯触り、ぐつぐつ、ぱりぱりといった音響、さらにはサービスの仕方などによって、おいしさは大きく変化します。おいしさは、生理的というよりも、心理的な要素が大きいことは、周知のとおりです。

だから「なるべく手づくりを」というのではなく、だれが、どのように作ったとしても、その食事を供するとき、食べる人との間に非言語的なコミュニケーションが成立する、という現実をしっかり認識することです。

食事を供する立場からいえば、調理技術だけが情報ではなく、それを快く食べてもらうためのあらゆるアクション（器などを出すタイミングとか）が情報となります。

食べる立場からいえば、ある食事に含まれる情報を読み解く洞察力は、調理体験によって強化される要素が大きいと思います。ギョーザを作った人には、肉や野菜の使用量がわかります。

調理技術を軽視することは、コミュニケーションの基本となる食の情報量を減ずることにつながります。

料理話を活用する

どんな人でも、自分の好きなもの、または嫌いなものについて、感想を言うことはできます。むしろ、それを言いたがる人が多いのではないでしょうか。

食べ物の話題は、クライアントを活気づかせます。映画をあまり観ない人、コンサートやスポーツ観戦の経験の少ない人でも、食事の経験は豊富ですし、好き嫌いについて意見を言うことはできます。ただし、そのひと言ひと言に反論や評価が入らないという条件が維持されてのことですが……。

緊張気味だったり、相談が途切れたり、話題を変えたいと思ったりしたとき、「お食事でお好きなものは」と問いかけると、きっと局面が変わるでしょう。

あるいは、いくつかの料理写真を見せて、「この中で、よく召しあがるものはどれですか」と、尋ねてみるのもよいでしょう。

こういうやりとりは、平凡な日常茶飯事の確認ではなくて、クライアントのライフスタイルを知る貴重な情報収集として有効です。

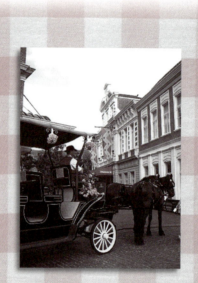

「コーチ」の由来は乗り合い馬車
「コーチ」の語源は乗り合い馬車、
長距離用のバス、客車などの乗りものです。
コーチングは「相手の望むところに送り届ける」ことを
原則とするコミュニケーションスキルです。

(撮影:影山なお子)

第2章
食事相談の基本とコミュニケーション力

11 コミュニケーションとは何か

コミュニケーションの定義

食コーチングは、対象となる人の健康や生きがいを、食をベースにして支えるコミュニケーション技法です。そのため、コミュニケーションとは何かについては、しっかり認識しておきたいと思います。

「1. 人間社会において、言語、文字、身ぶりなどによって、意志、思想などを交換、伝達すること。2. 動物の場合、特定の刺激によって2つ以上の個体が互いにある意味内容を交換すること」(『例文で読むカタカナ語の辞典』小学館発行)

すでに日常語となっている「コミュニケーション」ですが、それゆえに、意味を不正確にとらえている場合もあります。

上記の定義にあるように、コミュニケーションは、言語によるだけではないこと、そして、動物や一部の植物にも、コミュニケーションがあることは忘れてはならない点です。また、辞書には「意志や思想の交換」との定義が多いのですが、それ以前に、感情や"無意識"さえ、相手に伝わることもあります。つまり非言語(ノンバーバル)コミュニケーションですが、これについては、あとで改めて考えましょう。

個体内コミュニケーション

ほとんどの「コミュニケーション」の定義は、「2つ以上の個体間で情報を交換すること」のように、人間なら、対人コミュニケーションを前提とします。しかし、精神医学や脳科学の世界では、個体内コミュニケーションにも着目します(『コミュニケーション』《精神医学の社会的マトリックス》グレゴリー・ベイトソン、ジャーゲン・ロイシュ著 思索社発行 1989年)。

「おいしそうなケーキがあるから食べよう」と考えたとき、もう1人の自分が「でも、それを食べると、きょうはエネルギーオーバーになる」とブレーキをかけます。

昔から使われている「自問自答」「自戒」「自省」などの言葉は、個体内コミュニケーションを指すものにほかなりません。それは、「思考」「思案」と同じものでしょう。個体内コミュニケーションの特徴として、次のようなことがあげられます。

個体内コミュニケーションの特徴

1	コミュニケーションがおこなわれていることを自覚しにくい(無意識的)。
2	同時に複数のコミュニケーションがおこなわれる(プラス—ひらめき、多様な作業や"ながら"作業への適応、腹話術など。マイナス—葛藤、混乱、パニックなど)。
3	適否、正邪などの価値判断が不正確、チェックが入りにくい(独断、判断ミス、ひとりよがりなど)。
4	結論がでにくい(プラス—沈思黙考、沈着冷静、アイディアの成熟、仮説の設定。マイナス—葛藤、思案にあまる、優柔不断など)。

食事相談の目的の1つは、クライアントの個体内コミュニケーションの支持・強化、整理、ときに訂正することでもあります。

クライアントに新しい知識を伝えることは、もともとそのクライアントの脳中にあるプログラムに刺激を与えて、個体内コミュニケーションを活性化する作業を意味します。

　「気づきを促す」とは、このプロセスのことです。「気づき」とは、脳内に眠っている記憶情報の目を覚まさせることでしょう。元となる思考の素材がない場合には、いくら新しい知識を伝えても、それが個体内コミュニケーションの刺激になる可能性は低いといわざるを得ません。

　フライパンを持っていない人に、油やタマネギをあげても、野菜炒めやチャーハンを作ることができないのと同じです。

　『脳のなかの幽霊』（V.S.ラマチャンドラン、サンドラ・ブレイクスリー著　山下篤子訳 角川書店発行）に、「幻肢」の例が紹介されています。事故などで腕や脚を失った人の中には、その事実を認識できず、ないはずの手が「痛い」と言ったり、ない手でコーヒーカップを取ろうとしたりするそうです。

それほど、脳の中にできあがったプログラムは、更新しにくいもののようです。

食事相談での非言語コミュニケーション

　ここで、非言語コミュニケーションの話に戻ります。

　コミュニケーションというと、とかく言語コミュニケーションを真っ先に考えがちですが、第一印象という言葉があるように、非言語的なコミュニケーションが先行することはよくあります。

　たとえば、食事相談をおこなう場所が、明るすぎたり暗すぎたりすれば、訪問者の気持ちを落ち着かなくします。机の上に書類が乱雑に置いてあったり、相談に当たる人の身なりが乱れていたりすれば、それらも相手になんらかの情報を与えます。

　この例のように、情報は、ある人が情報発信の意志を持っていなくても、勝手に相手にある種の情報が伝わってしまうことがある、ということです。

　『非言語（ノンバーバル）コミュニケーション』（新潮社発行　1987年）という本の著者、マジョリー・F・ヴァーガスは、自著の中で、レイ・L・バードウィステルという学者の次の言葉を引いています。

「二者間の対話では、ことばによって伝えられるメッセージは、全体の35％にすぎず、残りの65％は、話しぶり、動作、ジェスチャー、相手との間のとり方など、ことば以外の手段によって伝えられる」

　この35％と65％という割合が何を指すかは不明ですが、非言語的メッセージの重要性はわかります。これについては、次項でもう少し考えてみましょう。

12 非言語表現と言語表現の見直し

非言語表現のチェック

情報は、発信者にその意図がなくても、受信者さえいれば成立する、ということを前の項で述べました。

食事相談の場で、非言語表現となるメディア（情報を運ぶもの）について、見直してみましょう。

- **髪の手入れ**——少なくとも午前、午後に1回はブラッシングをします。ブラシや鏡は、職場用を常備します。男性も例外ではありません。美容院なども、2か月に何回と決めて行くようにします。
- **化粧**——髪同様、1日に数回はチェックします。「自然がいちばん」という方もいますが、病院などでは、暗いイメージは避けたいので、薄くても化粧はして、少しでも表情を健康的に。化粧や髪の手入れは、同僚や業者さんなど人前では控えましょう。香水は原則としてつけません。つけるとすれば、アロマテラピー系のオレンジやレモンなど、果物の香り程度に。
- **服装**——白衣は週に1回または2回と決めて洗濯をし、いつも折り目のついたものを。厨房用と食事相談用とは分けましょう。においがついた白衣を好まないクライアントは少なくありません。また、白衣で外出したり、食堂に行ったりすることも避けます。私服は、胸や背中が極端にあいたようなものは避けましょう。病院勤務者は、白衣で身を包む日常の反動として、極端に派手な服装を好む傾向が、一部にはあるようです。反対に、早朝の出勤や、暗くなってからの退出という状況に慣れて、ジャージ姿で通勤する方もときどき見受けられます。クライアントは、思わぬところで見ているので、完全に私的な領域以外は手を抜かないことです。それらのことも、クライアントのモチベーションを左右します。
- **表情**——いつも笑顔でいる必要はありませんが、いわゆる無表情やクライアントを見下すような表情は避けます。人は無意識的に「プライベート用」と「世間用」「業務用」とを使い分けていますが、私的なときにも無表情系の方は、鏡の前で「モナリザスマイル」のトレーニングをしてはいかがでしょうか。
- **姿勢**——背筋を伸ばして（いかつくならない程度に）対面します。腕や脚を組んだり、髪や筆記具をいじったりしながら話すことはやめます。また、クライアントと目線が合うように、椅子の高さも合わせておきます。座高の高い人は椅子の高さを低くしておきます。
- **行動**——食事相談担当者がもっとも気をつけたいのは、食堂などでの食事場面です。メニューの選び方、箸などの使い方、茶碗の持ち方、咀しゃくの仕方などをクライアントは見ています。近所の飲食店

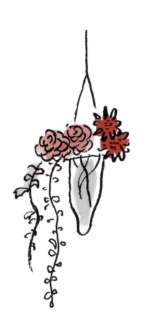

で、シンプル過ぎるランチを買っている姿なども見られています。食シーンは、食のプロがもっとも表現力を発揮すべき場面です。喫煙なども人前では避けましょう。

言語表現のチェック

ていねい表現が仕事上の言語表現の原則です。以下のような基本表現は、無意識的にも使えるようにしましょう。一方、「クライアント」「行動変容」「気づき」「BMI」などの専門用語を、相手かまわず、いきなり使うことは避けます。

《ていねい表現》

- 相手に属するもの・こと──「お話」「お仕事」「お考え」「お宅」「お食事」「お料理」「お加減」「お薬」「ご意見」「ご病気」「ご家族」「ご主人」「奥様」など。なお、食材や料理、食器に「お米」「お砂糖」「おしょうゆ」「おみそ汁」「お大根」「お茶碗」「おどんぶり」のように「お」をつけるかどうかは、時と場合によって判断しますが、ある程度のていねいさは保ちます。
- 相手の動作など──「なさる」「いらっしゃる」「召しあがる」「おっしゃる」「される」「くださる」
- 「お……なる」の形──「お聞きになる」「おいでになる」「お話しになる」「お食べになる」「お作りになる」「お知りになる」「お考えになる」
- 「れる」「られる」の形（敬意はやや低め）──「（お食事を）作られる」「（お酒を）飲まれる」「（雑誌を）読まれる」

《けんそん表現》

- 「お……する」の形──「お話しする」「お聞きする」「お尋ねする」「お伝えする」「おすすめする」「お教えする」
- 謙譲動詞──「伺う」「承る」「申しあげる」「拝見する」「いただく」
- 語尾──「です」「ます」「ございます」
- 相手を指す──「そちら」「こちら」「どちら」「いかが」

これらの表現が普通にできる方でも、Eメールや郵便などによる非対面食事相談の場合には、「書類、送りました（お送りしました）」「書類届きました（いただきました）」などと、敬意不足の表現になる場合がしばしばあります。

環境に合わせた表現を

非言語・言語コミュニケーション共に、環境との関係をも考える必要があります。都会か郡部か、方言の使用が多いか少ないかなどは、化粧、髪型、服装、言葉づかいのあり方と深い関係があります。

「郷に入っては郷に従え」は、大事な適応力となります。周囲から浮いてしまうような非言語・言語表現は避けなければなりません。

13 あいさつと自己紹介のスキルアップ

あいさつは対面前から始まる

　対面する人に対してあいさつをするのは食事相談のスキルというよりも、社会人としての生活習慣といえるでしょう。

　初対面であれば、「こんにちは、初めまして。○○さんですね」というようなあいさつから始まるのが普通です。

　文字に書けばこれだけのことですが、映画や演劇出演者に対するオーディションであれば、「このセリフを10パターンに演じ分けなさい」などと言われるかもしれません。実際、日々の生活では、このフレーズにも無数のバリエーションがあります。

　ポイントは、言語表現以前の準備性の強化です。新しいクライアントを迎えるときには、少し前に、そのクライアントの来意、氏名などは把握し、気持ちよく迎える心の準備をしておくことが原則です。この段階で、すでに食事相談は始まっています。クライアントが入室して来たとき、デスクワークに熱中しているような迎え方は避けましょう。

あいさつの第一印象

　仕事にしろ趣味にしろ、信頼する人、好意を持っている人が好きな「もの」や「こと」を、自分も好きになる、という例はよくあります。子どもが、先生の影響を受けて自分の進路を決めたりするのも、それに近いでしょう。

　食や健康にかかわる生活習慣も、これと同じことがいえます。

　魅力的な食事相談をするには、まずクライアントにとって感じのよい人になることです。「感じのよい人」の出発点は、あいさつをていねいに、明るくすることでしょう。ここで第一印象が決まります。

「あいさつ力」の"自主トレ"

　「栄養指導型」の食事相談を続けてきた人の中には、あいさつの習慣を持たない方がいるかもしれません。こういう方は、日常生活の中に、あいさつの場面を増やすことから始めるのも一案です。

　「いまさらあいさつなんて」と思わないことです。笑顔や歩き方のトレーニング教室や食事の仕方（食育教室）などもあるくらいですから、あいさつも、立派なコミュニケーションスキルであり、ビジネススキルとなります。さらに、これからの自分の人生を、いっそう輝かせるための有効なスキルにもなることでしょう。

　笑顔やあいさつのトレーニングには、姿見（全身が映る鏡）が役立ちます。体型維持のためにも、服装チェックのためにも有効です。これは食事相談担当者の必需品といえるでしょう。笑顔のトレーニングは小さな鏡でもできますが、そこに顔を寄せての笑顔は、アップすぎてリアリティに欠けます。姿見であれば1メートル程度距離をとるの

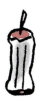

で、人との実際的な間隔がつかめます。

航空会社勤務の時代には、鏡の前でよく笑顔の練習をしました。乗客が搭乗する5分前、客室乗務員は瞬時に「スタンバイスマイル」になってお客様を迎えました。トレーニングの成果です。

家族間や近所で、あいさつを交わす習慣のない方は、目線を合わせてほほえむ、黙礼する、挙手、「やぁー」「おはよう」など、実行しやすいものから始めてはいかがでしょうか？

アパートやマンションなどの住人同士なのに、あいさつをしない人は少なくありません。こんな場合、「相手がしない以上、こちらからはするものか」と構え過ぎないことです。相手の反応など、この際あてにせず、「あいさつ力」強化の生きた壁と思って、「おはようございます」と発声します。

1週間後か、1か月後か、1年後か、返礼があるかもしれませんが、それも期待し過ぎずに、黙々と、いや大きい声に出して、厳しい自主トレに耐えましょう。

自己紹介は相手に聞こえる声で

「こんにちは」「いらっしゃい」「初めまして」などのあいさつを、軽く頭を下げてしたあと、「○○さんですね」と相手を確認してから自分の名を告げます。このとき、名札があれば、それを示します。

原則としてフルネームを告げます。職場内の同姓の人と区別する意味もありますが、それによって相手との接点を増やす可能性もあります。たとえば、クライアントが「桜子といえば、母と同じ名だわ」と思ってもらえれば、それもお互いが近づくチャンスになります。

食事相談に当たる人は、インストラクターであれ、コーチであれ、ドクターであれ、初対面のクライアントに自己紹介をするのは原則としたほうがよいと思います。個室の入り口に、名札が掲げてあるような場合でさえも。

自己紹介は、快い人間関係づくりのためのあいさつの一部だからです。

自己紹介が苦手な人は、口の中でもごもごと名乗る傾向があります。自己紹介は儀式ではありませんから、相手に名前が伝わらなければ意味がありません。

終了時のあいさつ

食事相談終了時のコミュニケーションの手順は、62ページに示していますが、1回のセッション（相談や話し合い）が終わって、いよいよ別れというときにも、きちんとあいさつをする習慣をつけましょう。相談担当者が男性か女性か、そしてクライアントとの親密度などによって、多少は言い方が変わるでしょうが、「お大事に」「お気をつけて」「来月お会いしましょう」などの意味を伝えます。

このときの対応のていねいさも、クライアントのこれからの健康やライフスタイルの支えとなる可能性が大いにあります。

14 異性や、年齢差のある人との食事相談

コミュニケーションギャップ

　人と人との言語コミュニケーションにも、多かれ少なかれ、コミュニケーションギャップが伴います。言葉は、事物の情報のすべてを載せて運ぶことはできませんし、受け手が、送り手の意図を100%理解するということも、まずありません。
　「血圧が急に上がったので、お食事を見直したいということでおいでになったのですね」と、来意を確認しようとすると、クライアントは「いいえ、そんなに食事が乱れているわけではないんですよ」と、言い直ししたりします。相手を責める気などまったくなくても、相手は非難の開始と理解する……、これもコミュニケーションギャップの1例です。
　そのうえ、男性と女性の違い、年齢や世代の違い、育った国や地域の違い、職業やセクションの違いなどが加わると、ますますコミュニケーションギャップが生じやすくなります。
　これらは言語コミュニケーションの常識ですが、だからといって「どうせ理解し合えない」と、あきらめるのもむなしいこと。そこで、次の2点を原則にしてみてはいかがでしょうか。
①コミュニケーションギャップを生じる可能性を予測し、アイコンタクトやあいづちなどを確かめながら話す。
②ときどきフィードバック（振り返り確認）をして話を進める。
　この原則に従えば、自分だけがしゃべりまくったり、相手に自由にしゃべらせておいたり、という食事相談は避けられます。

異性との食事相談

1. 食事相談担当者が女性の場合

　現在の日本では、女性の相談担当者が、男性クライアントの食事相談に応じるというケースが多く、このパターンにはお互いが慣れているかもしれません。また、女性が尋ね、男性が答えるというパターンは、家庭や社会にも類型が多くあります。
　しかし、そのために油断をすると、男性クライアントが勝手に話し、相談担当者は、ただ従順に（？）に聞いている、という形になりがちです。脱線が多かったり、本題に入れなかったり、こちらの話を遮ったり……。
　女性の相談担当者は、少なくとも食事相談のときには、伝統的な男性尊重型の態度はとらず、そのセッションの目的にそって（事前にストーリーを描いておきたい）話を進めます。
　食コーチングは、クライアントの意思を尊重し、自発性に期待しますが、それはけっしてクライアントにへつらうことではありません。「問いかけ」という部分だけを大切にして、ただ黙って相手の話を聞くだけだったという失敗談もあります。

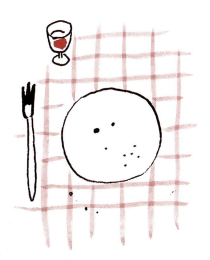

「聞く」ことや「問いかける」ことは、食事相談の技法の1つであって、日本的風習を踏襲するとか、素直な性格とかとはまったく関係ないことです。

声のトーンが上がったり、小さなことでも大声で笑ったり、「やだぁ～」のようななれなれしい言葉づかいになったりすると、相手や周囲からは、媚びへつらいと感じられるので気をつけましょう。いまはやりの「イケメン」はもちろん、若い男性がクライアントになると、急に声のトーンが高くなる、はしゃぎ出すなどの"変調"には、同僚たちはすぐに気づきます。

食事相談では、どんなクライアントに対する態度も、その原則は「優しく、しかし毅然と」でしょう。

2. 食事相談担当者が男性の場合

男性が女性のクライアントの相談に応じるときは、男性言葉の使い過ぎに注意しましょう。自称の「オレ」や「自分」、対称の「キミ」「あんた」、三人称の「あいつ」「やつら」など。そして、語尾の「です」「ます」の省略。「ではまず経過を話して……」「それでどうしたの？」「そうだよ」など。

男性の言語表現には、男性上位の日本社会の伝統が色濃く残っています。それを完全に解消するには時間がかかりますが、プロフェッショナルがおこなう食事相談としては、「です」「ます」を基本とし、「お名前」「お話」「おっしゃる」「おいでになる」などのていねい表現ができて一人前、と考えましょう。これは、医師がおこなう食事相談の場合も例外ではありません。

年齢差がある人との食事相談

日本では、年長者上位の伝統があるので、自分がクライアントより年長の場合やクライアントが自分より年少の場合では、微妙に口調が変わるのが現実です。そのことを理解し、あえて、「年齢差を意識しない」「年齢を口にしない」ように心がけます。

年齢の上下を意識した食事相談は、クライアントの自発性を促す食事相談の技法から離れ、世俗的な経験論に脱線する危険信号になることがあります。

1. クライアントが年下の場合

問いかけの回数が減り、説諭や経験論、決めつけが多くなる傾向があります。問いかけを忘れずに、問いかけながら誘導します。

2. クライアントが年上の場合

自分の親以上の年齢であったりすると、昔話に引き込まれたりして、本題から離れる場合もあります。多少は遠回りをしても、食行動の中で評価したい点、維持・発展してもらいたい要素を見つけ出すチャンスを待ちます。話すことで心が安らぐ人も少なくありません。食事相談というよりも心理カウンセラーのように感じることもあります。こんな場合、食生活にさほどの緊急課題がなければ、時間が許す範囲で、心の健康を選ぶほうが本来の目的に近づくかもしれません。

15 仕事や生き方の違いを理由にする人との食事相談

「言い訳」とは受け取らない

「仕事が忙しいから」「食べるものを1つ1つ気にしてまで長生きしたいとは思わない」などの発言をするクライアントは、珍しくはありません。

食事相談担当者から見ると、「言い訳」「強がり」「開き直り」「拗ねる」などと表現したいケースはよくあります。

しかし、そういう表現を相手に対して使うことは禁物。カルテや相談記録にも、そのような語句は書かないようにしましょう。食コーチングでは、それが先入観を固定する一因になると考えるので、もう少し柔軟に考えます。クライアントの上記のような発言は、自分の価値観を守りたいという、自然な情緒的反応と受け止めます。

個々のケースについて考えてみましょう。

仕事が忙しいから……

「仕事が忙しくて食事が不規則になる」「仕事のつき合いで飲み過ぎる」などは、よく聞く発言です。このようなときも、「働き過ぎですね」「がんばり過ぎて、からだをこわしたのでは元も子もないじゃないですか」のような、否定的な反応は避けます。そう言ったからといって、その状態が改善される可能性はないからです。

このような発言に対しては、「たとえば、どれくらい忙しいのですか」と問いかけます。相手の多忙に理解を示し、その実態をつかむことが先決です。それは、クライアント自身にも、自分の忙しさを客観的に見直すきっかけになります。「いつもお仕事が終わるのは何時ぐらいですか」「そんな状態はいつ頃からですか」「休日も出勤するのですか」

ここでは手法的に、実際よりも厳しい状況をイメージして問いかけています。いまの日本で、1か月間休日が1日もなく、10時、11時の残業が1年中続くという人は、そう多くはありません。

「そこまでひどくはありません」などと、自分で否定するという経験は、自分の状態を評価するきっかけになります。

仕事の関係で確かめたい状況は、少なくとも次のようなことがあります。

① 出勤時刻、通勤時間、1日の勤務時間。職場からの退出時刻。休日出勤の有無や回数。出張回数。同僚も同じ状況なのかどうか。休日の過ごし方。家族との食事回数など。
② 勤務中の食事時刻、食事回数、食事内容、一緒に食事をする人の有無など。

プライベートの生活が、ややシンプルで、その結果として仕事中心になっている方がいます。仕事が忙しかったのでそうなったのか、もともと私的な生活を楽しむ習慣がなかったので仕事中心になったのか、その判断は、短い相談では判断できな

いかもしれません。

食コーチングでは、過去を振り返って分析することよりも、現在の問題を将来に向けて緩和するほうに力を入れますから、原因追及はほどほどにして、今後の問題として考えてゆきます。

その場合、「仕事が健康維持よりも大切なこと」という価値観は、いずれは変えてもらいたい点です。それには時間もかかるので、議論のテーマとはしないで、関連する問いかけを少しずつしてゆきます。

「お仕事がお好きなのですね」「昇進すると、ますますお忙しくなりますね」「ご家族も応援していらっしゃるのでしょうね」「定年は何歳ですか」「定年後もしばらくは働き続けられるのですか」

こういう問いかけは、自分の将来を見直すきっかけになるかもしれません。

長生きしたくない人には

「食べたいものも食べられないくらいなら、生きていたってしょうがない」「あれこれ細かいことに気をつかってまで長生きしたいと思わない」という考え方にもよく出合います。

人類が、みなそう考えていたら、私たちの寿命は現在ほど延びなかったでしょう。人間の歴史は、不老長寿の追求の歴史でもあります。したがって、ある程度健康な人が口にする「無理してまで生きたくない」は、本心ではないかもしれません。

演歌などによく使われた「どうせ○○はしがない……」というフレーズは、日本人の無常観を反映した、少し投げやりな気持ちの表現です。そこには確かに、あきらめや拗ねる気持ちがあり、同情を買おうとする甘えもあるかもしれません。

食事相談では、「そこまでして長生きしたくはない」という意見でも、いったんは受け入れます。

こんな場合、「細かいことまで気をつかって」という前提を見直す必要があります。食事の栄養バランスをとることが、とても窮屈なことのように「栄養指導」されている可能性もありますし、食のおもしろさ・楽しさについて、聞かれたことがないのかもしれません。

そこでまずは、現在の食事内容を確かめることから始めます。

①現在の食事内容──食事回数、食事時刻、場所、およその食事内容など。
②食事で好きなもの、食事で楽しいこと。
③家族構成や家族の食事。
④生活の中で楽しいこと。

こういう質問も、生活習慣の中に利点を見つけ、自分に対する愛情を深めてもらうのが目的です。食事内容のチェックは、弱点を見つけるためではなく、長所を見つけ、そこに注目してもらうためです。何気なくおこなっている生活習慣の中に利点があることを指摘されると、自分のライフスタイルに自信を持つようになります。

16 「栄養のバランス」の根拠となる基準を持つ

「栄養のバランス」とは

健康を願う食生活の中で、頻繁に口にされる「栄養のバランス」ですが、その概念は意外なほどあいまいです。そこでここでは次のように定義してみましょう。

「①食事摂取基準など客観的データの裏づけがある栄養素やエネルギーの摂取量が、個人にとって過不足ない状態。②食事内容が、個人の栄養・エネルギー適正摂取量をどの程度満たすかを見る目安」

つまり、個人の身体的充足度を見る場合と、食事の側から充足度を見る場合とがある、ということになると思います。

いずれにしても、客観的な目安が必要です。「野菜が足りている」とか「一汁三菜が守られている」とかという場合でも、ある程度の基準が必要です。

「私の場合、1日2食がちょうどよい」とか「私の場合、野菜はあまり食べていないけれど健康に問題はない」とかの意見は主観的すぎて、バランスがよいことの根拠にはなりません。

地図を持たない旅人

食事相談を担当している栄養士の中にも、自分のバックボーンとなる「食事の摂取基準」を持たない人が多いようです。

ちなみに「食事摂取基準」は、厚生労働省が策定した目安ですが、個人の諸条件を加味して計算するものであり、さらに栄養素のレベルで数値を示しているので、一般の人が日常的に使うには不向きです。

病院の管理下に置かれている人は別として、社会生活をしている人に対しては、食品の種類と量とでコントロールする目安が適切です。

しかし実際には、こうした基準でさえも十分に活用されているとはいえません。そのため、国民の多くが地図を持たずに食の世界を歩いている状態です。

四群点数法の場合

筆者が現在利用しているのは「四群点数法」です。これは、「栄養所要量」(1956年当時の名称。今日の「食事摂取基準」に移行)で示された栄養素の摂取量を食品に置き換えて摂取量を示した目安です。考案者は香川　綾博士(1899〜1998年)です。女子栄養大学の創設者である先生は、日常の食事のベーシックな部分を体系化しています。調味パーセントや計量カップ、調料スプーンの考案もその1つです。

四群点数法は、われわれが食べる食材を、栄養素の特徴別に4つに分け、4つの群から一定量をとることによって、栄養のバランスを図るというものです。

先生の自伝『栄養学と私の半世紀』(女子栄養大学出版部発行)によると、1928年(昭和3年)の段階では「主食は胚芽米、おかずは魚1、豆1、野菜4」という割合を

四群点数法の食品構成例（1日20点　1600kcalの場合）　　　　　　　　　　（香川　綾案）

群別	食品例	目安量または重量	熱量点数 群別点数	熱量点数 合計
第一群	牛乳・乳製品 鶏卵	牛乳コップ1杯とヨーグルト1個 卵1個	2点 1点	3点
第二群	肉・魚 大豆とその製品	合わせて2皿 豆腐半丁	2点 1点	3点
第三群	淡色野菜 緑黄色野菜 いも 果物 きのこ　海藻	230グラム 120グラム 1個 1個 適量	}1点 1点 1点	3点
第四群	穀物 油脂 砂糖	ご飯（茶碗2杯）、食パン1枚、うどん1玉 大さじ1強 大さじ1以内	9点 1.5点 0.5点	11点

示していました。1948年には「5つの食品群」、1950年頃には「7つの食品群」、そして1956年で「4つの食品群」に至ります。

この段階までは、食品は重量と目安量だけで示していましたが、1970年代に、これに熱量点数が加わり、量と質のバランスが、より正確に計れるようになりました。

四群点数法の利点

この食事法の特徴は次のとおりです。
1) 1点（80キロカロリー）当たりの食品の重量を示した冊子が用意してあり、それぞれ自分の摂取エネルギー量に応じて1日の食事量を点数で把握する。
2) 健康食、病人食という区別をしていない。病気の人も、元気な人と生活を共にするのが普通であり、病気が改善すれば、元気な人の食事に近い食事をしたいのだから、あえて分ける必要がないという考案者の思想を反映している。
3) 食品成分表に記載されている2,000種弱の食品を4つに集約しているので、とてもシンプルで覚えやすい。
4) 摂取エネルギー量の加減は、おもに第四群でするようになっていて、調整しやすい。
5) 1日にとりたい食品を食材の単位で管理するので、調理する人にとっても、外食の多い人でも、外国生活や旅行をしたときでも、病気のときでも、どんなときにでも利用できる。
6) 関連する資料（ガイドブックなど）の点数が多く、書店で入手しやすい。

詳しくは、それらの資料（女子栄養大学出版部）に譲ります。私立大学の学長が提案したところから、やや遠目に見られている傾向があります。

しかし、筆者が知る限り、これに代わる適当な食事法は見当たりません。日本人の健康度をあげる食事法の基準として、これは十分に活用する意味があるものと信じています。

17 食事摂取の目安と活用の仕方

基準があっての「多い」「少ない」

「肉は食べ過ぎないように」「卵はほどほどに」——食事相談の場面で、こんな「指導」をする人がいます。

こういう発言の問題点は3つあります。

1つは、そのクライアントの食生活の内容を知らないままに食品の選び方について指示をしていること。

2つめは、「多い」「少ない」の基準がないままに、食品の選択方法に関して発言していること。

3つめは、肉や卵が、あたかも避けたい食品であるかのようなイメージを与えることです。

その結果として、そのクライアントは、週に1、2回程度しか卵を食べていなかったとしても、さらに摂取量を減らすことになってしまう可能性があります。

したがって、食事相談担当者は、自分なりの食事摂取の基準を持って、それをベースにして相談に当たるようにしましょう。

食事の摂取目安のいろいろ

食品が献立単位の摂取目安（基準）には、次のようなものがあります。

1. 一汁三菜などの献立理論

日本の本膳の配膳理論に従うもので、主食、汁物、主菜（メインとなるおかず）、副菜（サブ的なおかず）とで構成される日本食のスタンダードパターン。もともとは接待を目的とするシステムでしょうが、栄養的なバランスを保つうえでも有効なため、健康・栄養関係者も推奨しています。この「日本型食事」パターンは、無意識的にも国民の間に普及していることが、長寿国日本の支えの1つになっているともいえます。新たに提案された「食事バランスガイド」も、一汁三菜型を基本としています。

なお本膳では、一汁一菜や一汁二菜という呼称もあります。

2. 食事バランスガイド

農林水産省と厚生労働省とが学者の協力を得て作成し、普及している目安です（右図参照）。

逆三角形のコマの絵に、1日にとりたい食事を上から優先順位の高い順に、主食、副菜、主菜、乳製品、果物のメニューとして示したものです。献立を「1つ」「2つ」または、「1サービング　SV」という単位で表します。

関係者の1人がシンポジウムで語ったところによると、「食事を自分で作らない男性をイメージして作った」そうです。そうだとすると、食事相談の専門家が、少なくとも自分の健康管理用に使う場合や家事として調理に使う場合には、アバウトな基準といわざるを得ません。

献立は食材の複合物ですから、作った人、供する店などによって大きく異なります。食事相談としては、食材単位で質と量

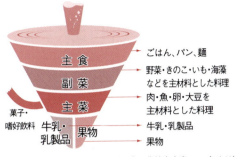

食事バランスガイド
（厚生労働省・農林水産省2005年より）

を把握する「食品交換表」や「四群点数法」と併用するのが無難です。

3．食品交換表

　糖尿病食事療法のために、日本糖尿病学会が作成した目安。1965年以来、長く使われており、広く普及しています。日々摂取する食材を6つに分けて表示し、それぞれの食品は「1単位＝80キロカロリー」という単位で把握します。この点は、「四群点数法」と同じです。

　いわゆる「病人食」用として知られていますが、メタボリックシンドローム予防や肥満対策としても、活用がすすめられています。

　そのほかに「1単位＝たんぱく質3グラム」として食品を分類した『腎臓病食品交換表』（医歯薬出版）があります。腎臓病、糖尿病性腎症、透析療法の食事療法用として使われています。

4．四群点数法の場合

　35ページで紹介したとおりです。中・高校の家庭科で習った方も多いと思います。

　プロフェッショナルが使う食事の摂取基準は、質と量とのコントロールが可能なことが必要条件です。そう考えると、適当な目安は、そう多くはないことがわかります。反面、それは自分の基準を見つけやすいということにもなります。

まずは自分自身のために

　食品の目安を仕事としての食事相談用と考えるのは好ましくありません。まずは自分の健康管理のために、自身が活用することです。それが仕事のスキルとしても身につくことにもなります。自分が使っていないものを人にすすめても説得力はありません。そのうえで注意したいことを次にあげてみましょう。

1) 短い食事相談で、食事基準のすべてを伝えるのは無理かもしれません。そういうものがあることだけ、または、解説書やガイドブックがあることだけを伝えるだけでも意味があります。

2) クライアントの食生活の中に、食事相談担当者が基準としている食事法に合うものを見つけて、それを評価します。「牛乳を毎日飲んでいらっしゃるのですね。とてもよいことです」のようにします。けれども、牛乳を飲んでいると聞くやいなや、「卵は？」のようにたたみかけるのはよくありません。こういうやり方は、せっかくのよい習慣を過小評価することになります。まずは、よい習慣を定着させることが先決です。

3) 職場によって、またはクライアントによっては、利用している食事基準が異なります。クライアントに対しては、利用している食事法があるかどうか確かめます。職場で、先輩が使っている食事基準と自分のものとが違う場合は、「郷に入っては郷に従え」のことわざどおり、その方式に従うほうが無難です。自分用と仕事用との2本立てでゆけないほど複雑な基準ではありませんから……。

18 俗説を前提とした食事相談にならないようにする

「食生活の洋風化」とは

　「現代は飽食の時代」「食生活の欧米化が進む中……」「生活習慣病が急増」「食糧自給率の低下」などのフレーズが、現代の食を語るとき、枕詞のように使われます。食事相談の場でも、どちらかといえば、食事相談担当者のほうから話題にすることが多いようです。

　これらの指摘の信憑性についてはあとで考えるとして、こういう話題を好む心理的動機として、次のことが考えられます。

1) 悲観主義によって聞き手を緊張させ、話題に引き込もうとする伝統的手法。現代版イソップ「オオカミが出た」物語。
2) 食に関する新しい話題の入手にあまり熱心でないため、つい巷間でなじみの定番話題に飛びついてしまう。
3) クライアントのライフスタイルに注意を向けるのが得手でなく、「世間一般」の風聞で個人を測ろうとする。

　このような食事相談は、クライアントに新鮮味を感じさせないかもしれません。

「飽食」はすべての人ではない

　「現代は飽食の時代」というのは事実でしょう。過去のどんな時代と比べても、食品がこれほど豊富な時代はありません。しかし、そういう社会の中にあっても、すべての人が「飽食」をしているとはいえませ

肥満者（BMI≧25kg/m²）の割合（％）

年代		1983年	1993年	2005年	2016年
20〜29歳	男	13.8	16.9 ↑	19.8 ↑	25.7 ↑
	女	8.7	6.8 ↓	5.6 ↓	9.5 ↑
30〜39歳	男	20.5	28.2 ↑	26.7 ↓	28.6 ↑
	女	13.5	12.0 ↓	14.3 ↑	14.3 −
40〜49歳	男	26.7	24.5 ↓	34.1 ↑	34.6 ↑
	女	22.8	22.2 ↓	19.3 ↓	18.3 ↓
50〜59歳	男	23.1	27.9 ↑	31.4 ↑	36.5 ↑
	女	28.5	26.6 ↓	23.9 ↓	21.3 ↓
60〜69歳	男	17.4	23.8 ↑	30.7 ↑	32.3 ↑
	女	30.6	35.3 ↑	29.0 ↓	23.7 ↓
70歳以上	男	12.3	18.1 ↑	26.0 ↑	28.6 ↑
	女	22.5	26.4 ↑	26.5 ↑	23.7 ↓

（平成28年　国民健康・栄養調査報告より）

ん。『国民健康・栄養調査報告』で、女性の肥満度の年次推移を見ると、上の表のように30〜69歳までは右肩下がりの傾向にあります。

　食生活は、経済や食糧の豊かさが個人に直結するとは限らず、男女差、年齢差、個人差が大きいことを示しています。

「欧米化」は進んでいる？

　「食生活の欧米化」はどうでしょう。この場合の「欧米化」をどう定義するかが問題です。「パン食が欧米化」だとすれば、日本人の食生活は、朝食にご飯を食べていた時代に比べれば、明らかに欧米化したと

「食の欧米化」に関係のある食品の1日摂取量

食　品	1980年	1990年	2000年	2005年	2016年
鳥獣肉(g)	67.9	71.2↑	78.2↑	77.8↓	95.5↑
卵(g)	37.7	42.3↑	39.7↓	33.9↓	35.6↑
油脂(g)	16.9	17.6↑	16.4↓	10.2↓	10.9↑
総摂取エネルギー量(kcal)	2,119	2,026↓	1,948↓	1,904↓	1,865↓

（平成28年　国民健康・栄養調査報告より）

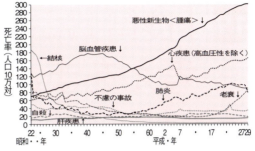

主な死因別にみた死亡率（人口10万対）の年次推移

（平成29年　人口動態統計より）

いえるでしょう。しかし、生活習慣病との関係でいわれるのは、肉や脂肪、アメリカ系ファストフードの摂取量でしょう。

関係がありそうなデータを見る限り、この30年余りで、急激な変化は起こっていません。何をもって「食生活の欧米化が進んでいる」というのでしょうか。

寿命が延びれば病人は増える

「生活習慣病が急増している」についても、死因別のデータを見てみましょう。ここでも生活習慣病で亡くなる人が、ここにきて急激に増えているというデータは見つかりません。だからこそ、日本人の平均寿命が延びているのでしょう。ただ、がんだけは、なかなか克服できない病気であり、死因の割合が増えていることは確かです。

ここで注意したいのは、寿命が延びるということは生活習慣病の罹患者が増えるという一面を持つという点です。病気で亡くなる時期を少しでも遅らせようとすれば、結果として病気の期間は長くなります。

いま話題のメタボリックシンドロームは、生活習慣病の前兆を見つけ出すものです。これも、比較的若い人の中から病気の人（症候群のある人）を見つけ出して（増やして）ゆくことにほかなりません。

けっして喜ばしくないことですが、「食事の洋風化が生活習慣病を急増させている」という表現で言い表す現象とは、少し違う見方が必要だと思います。

病因は個々の生活習慣の中に

食コーチングの基本的考え方は、それぞれ異なるライフスタイルを直視し、そこに好ましい点があれば、それを支えながら改善点を緩和してゆこうというものです。

ですから「食生活の洋風化」という、実態のあいまいな敵を想定して、クライアントを不用意に恐れさせるという手法はとりません。生活習慣病の主因は個々のライフスタイルの中にこそあります。「食生活の洋風化」よりも「和食の多食化」が問題の場合もあります。十年一日のごとくの「洋風化論」は、問題から視点をそらし、問題解決を遅らせることにもなり得ます。

クライアントには、「長生きすればなんらかの病気を持つことにもなる」という現実を理解してもらい、だからこそ、泰然と生活習慣病に対処してもらいたいと思うのです。食事相談担当者には冷静な洞察力が求められます。「世間でそう言われている」という情報に接したとき、その根拠を求める探求心を持ちたいと思います。

19 「食育」についても考えをまとめておく

食育基本法のポイントを知る

食育基本法が制定（2005年6月）されて以来、食事相談の場でも、この話題が出ることがあります。一見、食事相談とは直接関係ないように思えますが、個々の食環境を考えるとき、無視できない問題を含んでいるので少し整理しておきましょう。

食育基本法とは次の6パートに大別される法律です。

```
       食育基本法の構成
前文
第1章　総則
第2章　食育基本計画
第3章　基本的施策
第4章　食育推進会議等
附則
```

ここでは詳細を省きますが、第1章の総則に次の記述があります。

「この法律は、近年における国民の食生活をめぐる環境の変化に伴い、国民が生涯にわたって健全な心身を培い、豊かな人間性をはぐくむための食育を推進することが緊要な課題となっていることにかんがみ、食育に関する施策の基本となる事項を定めることにより、食育に関する施策を総合的かつ計画的に推進し、もって現在及び将来にわたる健康で文化的な国民の生活と豊かで活力ある社会の実現に寄与することを目的とする」

ここに、この法律の要点が示されているように思います。

これを要約すれば、「国民の心身の健康増進と豊かな人間性の形成」こそが最終目的であるともいえるでしょう。

「食育」が必要な家庭環境

「食育」を子どもの食教育のように考える方も多いのですが、食育基本法には、国民の心身の健康を目指すものとあります。

しかしいまは、そういう状態にはないので、「食育」が「緊要な課題」としているのでしょう。

子どもの食生活に問題があるとすれば、その根元には、家族コミュニケーション不足があることはいうまでもありません。それぞれが自分のライフスタイルを求める結果、家族が一緒に朝食をとらないことも「ライフスタイルの変化」「価値観の違い」などを理由に、容認されるようになりました。夕食ともなると、いっそう、この傾向が強くなります。

このように、各自が自宅には寝泊まりするだけのために帰ってくるような「宿屋家族」状態の家庭では、親から子への食習慣の伝承の機会は激減せざるを得ません。

「食卓の乱れは家族の乱れ」というのは正確ではなく、正しくは「家族の乱れ（結束不足）は食卓に現れる」ということではないでしょうか。

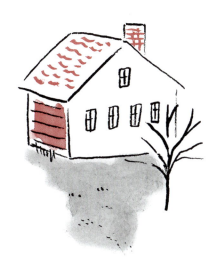

この点は、家庭のリーダーである親の見識やリーダーシップの問題でもあるので、「リーダー育」（リーダー力を育てる社会教育やトレーニング）が必要かもしれません。

「食育」は、川の上流の濁りを下流で浄化しようという運動のようなところがあります。この先どのようなアプローチがあるのか、個人や行政機関などが努力されるでしょうが、「健全な心身を培い、豊かな人間性をはぐくむ」のは、至難の技であることはいうまでもありません。

仕事机で食事をしない

食事相談のとき、育ち盛りの子どもがいる方の場合、「食育」が話題に出ることがあります。

「間食が多くて困る」「好き嫌いがある」「少し太り気味」「受験勉強中で大変」など、まるで子どもが食事管理の妨げになるかのように言う方もいます。

こんな場合、その場にいない子どものことだけに話題を移すのではなく、クライアント自身の家庭・食・コミュニケーション環境などのほうにピントを合わせて相談を進めることも大切です。

いまは「食育ブーム」で、筆者にも講演依頼が少なくありません。そのような場でいちばんに話をするのは、「食育とは、人々の心身の健康行動を向上させる国民運動」であるという解釈です。

大人であれば、妻（家族）が作ってくれた食事には「おいしい」などの感想を伝えることを習慣にする、仕事机やパソコンラックの上では食事をしない、子どもの前でタバコを吸わない、お酒を飲んで乱れたりしない、子どもには食事づくりやあと片づけに参加させる、ペットに不規則に食事を与えない……などに注意します。

ペットと食育とはどういう関係があるのかと、首をかしげる方もいますが、ペットも家族の一員ですから、動物たちと食を通じてどういうコミュニケーションをとるかということは、家族の食生活のレベルアップにつながります。

また、パソコンラックやテレビ、携帯電話と向かい合って飲食をする習慣は、周囲の人とのコミュニケーションの機会を減らす要因になります。食事は栄養補給だけが目的ではなく、気分転換や安らぎ、対面コミュニケーションの補給も目的であることに気づいてもらうのも、食育の大切な部分でしょう。

そうしたことの1つ1つが、私たちの食環境をより快適なものにします。それは、生活習慣病の発症を抑えるライフスタイルを獲得することにつながります。

そう考えると、「食育」という言葉は、ややイメージが限定的で窮屈なところもありますが、ともあれ、食事相談担当者は、クライアントの食生活だけに目を奪われるのではなく、そのバックグラウンドをもイメージしながら対話を進めましょう。

20 グループを対象とする食事相談

グループでの食事相談の場

2人以上から数十人まで、グループを対象とした食事相談には、およそ次のような場合があります。
1) 糖尿病教室のように、複数のクライアントやその家族に集まってもらう場合。
2) 時間的な事情で、複数のクライアントや家族に集まってもらう場合。
3) 料理教室や講演会、ダイエット教室、セミナーなどの質疑応答のとき、個々の方から質問が出たりした場合。
4) 複数の人と同時に食事相談をおこなうことによって、よい効果を生み出そうとする場合。

グループ食事相談の利点

時間的・スペース的な事情というのは、食事相談に当たる側の問題ですが、クライアントにとっての利点を考え、意図的にグループによる食事相談をおこなう場合があります。その目的と利点をあげてみます。
1) 同じ問題をかかえている人が少なくないことをクライアントに実感してもらい、孤立感を和らげること。
2) ほかの人の質疑を聞くことによって、クライアントの気づきを促し、治療や生活習慣の改善への意欲を高めること。
3) クライアント同士の交流や情報交換をおこなうきっかけとすること。
4) 同席する家族や身内にも、病気や食事、健康管理、生活習慣などに関する知識を増やし、関心を持ってもらうこと。

グループ食事相談の運営

1. 計画しておこなうグループ相談

糖尿病教室や健康セミナーのような場合は、すでにイベントです。企画が決まったあと、一連の仕事が伴います。その手順は次のとおりです。
①ポスターや案内状（なるべく封書）で知らせ、定刻に、決めた場所に集まってもらいます。
②病院など大きい施設では、来訪者が迷わないように、廊下などに案内表示をします（矢印、入り口に会の名称。ただし病名などは書きません）。
③できれば、来訪者を出迎える案内係を決めます。関係者は必ず名札を胸につけます。
④人数にもよりますが、机や椅子は、教室式より円卓式か「口」の字式のほうが参加意識は高まります。10人を超えるときにはマイクを用意します。ホワイトボードがあれば、キーワードなどを板書したり、図表を貼ったりします。20人を超えるようなときにはパワーポイントを使います。
⑤グループ相談を始めるに当たっては、進行する人が自己紹介をし、その日の進行予定を話します（司会者と相談に応じる

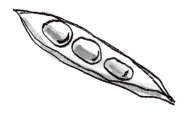

人との役割を分けることもあります）。担当者は、先生口調、指導口調にならないように気をつけます。

⑥その会を数回おこなう場合は、出席者にも自己紹介をしてもらいます（目的や病気によっては省くことも）。

⑦いきなり「お聞きになりたいことは？」と聞いても質問は出にくいものです。事前にテキストを作って、「よくある質問」をいくつか列挙しておくと、進行がスムーズになり、それ以外の質問も出やすくなります。

⑧個々の質問に対しては、担当者がその質問を全員に向けて繰り返し伝えます。こうすることで質問の内容を確認し、参加者の問題として関心を持ってもらうことにもなります。

⑨質問には「私の場合は……」「……の点が○○さんと違いますので……」のように、個別的な質問もあります。こんなときも、質問者にだけ答えようとせずに、参加者全員の問題として考えるようにします。「勤務時間が不規則というお話ですが、3回の食事を予定どおりにとらない方は、お仕事とは関係なくてもいらっしゃいます。こういう場合は……」のようにします。

⑩終了時には、その日出た質問を整理して振り返ります。「考え方に関するもの、生活に関するもの、お食事に関するもの、運動に関するもの、お仕事との関係のものなど、およそ5つのことに関してご質問をもらいましたね」のようにします。

2. 予定外のグループ相談

セミナーの終了時や、何人かのクライアントの質問が同じような内容であった場合は、そこがグループ相談の場になることがあります。この場合も、基本的には企画したグループ相談と同じですが、1回だけのときは、お互いの自己紹介は省きます。

ただし、どういう趣旨で集まってもらえたか（残ってもらえたか）を、参加者に伝えることは必要です。

グループ食事相談で注意すること

グループ食事相談で注意する点をあげてみます。

1) 一部の質問者に限定しないこと。質問は全員ができるように、参加者全員に発言を促す。名前がわかっていれば、「○○さん、いかがですか」のように声をかける。

2) 視線を一部の人にだけ向け過ぎないようにすること。よく発言する人、よくうなずいてくれる人、反応がよい人などに、つい引っ張られることがあるので、他の参加者が疎外感をいだかないように、1人1人に視線を向けることを忘れずにすること。

3) パワーポイントはあまり長くなると居眠りを誘うので、長くても全体の半分の時間内にすること（部屋はあまり暗くする必要はない）。

21 食事相談の料金はどのように設定するか

開業を考える人からの質問

「これから開業栄養士としてやっていきたいのですが、1回の食事相談の料金はどれくらいにすればよいのでしょうか」というような問い合わせを、未知の方から受けることが多くなりました。

こうした背景には、生活習慣病予防へのアクションを早めに起こそうという社会的要請があり、厚生労働省は、2008年度から特定健診・特定保健指導を開始し、予防効果を高める施策を実施しています。

栄養士の世界では、独立して「開業栄養士」の道を選ぼうとする方も増えています。

こうした動きは、医療が予防へ予防へとシフトしつつある流れにも呼応するものでしょう。病院で患者さんの来訪を待つのではなく、社会活動をする人々の生活圏の中に入っていって、疾病の予防に貢献する活動といえるでしょう。

多くは500～2,000円

すでに、診療報酬の対象となる「栄養指導」や「栄養相談」とは別個に、オプションとして食事相談を取り入れている医院や診療所などは少なくありません。

いわゆる生活習慣病に限らず、歯科、消化器科、外科などでも、食事改善の必要性を感じて、「相談」をメニューに入れるところは今後もますます増えてゆくことでしょう。

もっとも、このような施設の相談料をパンフレットやインターネット検索などで見ると、30分～1時間当たり500～2,000円ぐらいです。上位の金額をとっても、映画館の入場料より少し上、という程度にとどまります。

こうした状況に対して、「日本人は、カウンセリングにお金を払いたがらない」と、いわば買い手に責任を持ってゆく関係者も少なくありません。

けれども、東京の老舗デパートでも、得意客層を対象に「食事相談」の販売を始めています。こういうところでは、1回10,000円以上という価格設定がされています。どんな商品にもエコノミー料金とスペシャリティ料金とがあります。廉価販売でゆくか、高級志向でゆくか――食事相談の料金設定にも、経済活動の原則は当てはまります。食事相談も、差別化の時代へと動いているように見えます。もはや「日本人は……」と、ひとくくりに論じてはならないように思います。

こうした動きとは別に、インターネットや、携帯電話、郵便、電話などによる非対面食事相談に参入する業者も増えています。しかもその動きは活発です。

これらのサービスは、会社の健保組合などが一括して利用するケースもあり、その場合には、事業体が相談料の一部または全部を負担していることもあるようです。そ

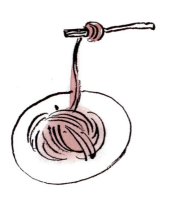

れでも1人当たりの単価は、やはり1件500〜1,000円ぐらいと聞いています。

売れる食事相談を

このように、いま食事相談料金が比較的均一傾向にあるのは、その内容も均一的であるからといえるのかもしれません。

従来の「栄養指導」は、提供内容が似たり寄ったりで、際だった"売り"がなく、その結果として、比較的平凡な料金しか得られなかったのかもしれません。

筆者のところにも、「即戦力」になる栄養士を紹介してほしいとの依頼がしばしばあります。

しかし聞いてみると、その内容は従来の「栄養指導」からそれほど脱皮しているようには思えません。新しいチームを作るには、そのチームに合った選手を集めなければなりません。休眠中の選手をいきなり試合に出すわけにはいかないでしょう。

それにもかかわらず、即戦力を求める企業は経験や技よりも、まずは肩書きを求めます。選手の養成をする時間もプランもないままに、試合を始めてしまっているのです。

そのような取り組み方では、今後「ビジネスとしての食事相談」が発展してゆくようには思えません。

開業に先立つものは

この項の最初で紹介したように、開業を考えている人が、会ったこともない筆者に、いきなり「1回の相談料はいくらぐらいいただいたらいいのですか」と聞いてくるという現状にも、心配なところがあります。

その心配とは、どういうサービスを提供するのかを決めずに、言い換えれば、販売すべき商品を開発する前に値段を決めようという、順序が違う発想法についてです。

ひとくちに食事相談といっても、歯科医院に所属して、子どもやお母さんを対象にムシ歯予防に関する相談をするのと、プロのスポーツ選手、美容師、警察官、芸能人、エグゼクティブなどを対象にするのとでは、それぞれ料金設定が異なるのはいうまでもありません。

対象が違えばサービスの内容も違ってきますし、サービス活動をする場所や施設も相談料に関係してきます。家庭訪問をする食事相談も、すでに生まれています。

いまは、生活習慣病の抑制のほうに多くの人の目が向いていますが、これからの食事相談はもっと広いフィールドを持つことになるでしょう。これに対応する食事相談とは、食事のとり方にとどまらない、多様なものとなるでしょう。

食コーチングの考える食事相談は、食を通しての健康づくりであり、人生のサポートです。ハッピーな人生が確認できるようなサポートであれば、相談料の単位も変わってくるでしょう。それには、相談料のことは忘れて、質のよいサポートとは何かを追求することでしょう。

22 ほかのセクションとの連携

チームワークの基本プレー

　食事相談を担当していると、クライアントが「先生に、こう言われたんですけど……」などと話されることがあります。

　そんなとき、「私はこう思う」と、すぐに自分の意見を言うのではなく、まずはクライアントの話を聞いてみるのが先です。なぜなら、主治医の発言と食事相談担当者との意見が違っていたら、クライアントはどちらを信じてよいかわからず、そのことが医療不信へとつながりかねません。その結果、食事相談そのものからも足が遠のいてしまう可能性もあります。

　こんな場面での注意点を次にあげておきましょう。

1) 医師やスタッフが、どのように言ったかをクライアントに聞き返すなどして確認します。それによって、スタッフの発言の真意がわかることもありますし、クライアントの理解度もわかります。
2) スタッフへの苦情や批判を口にしないように心がけます。
3) クライアントへの接し方などに、スタッフの不備があったときは、チームでフォローします。
4) クライアントが医師やその他のセクションで言われたことに疑問を感じているようなときは、自分が代わって答えようとしないで、再度クライアント自身が聞いてみるように促します。自分から言いにくいというクライアントの場合は、内容によって食事相談担当者が直接聞くようにします。

　医療や健康づくりの機関の一員として、食事相談を担当する場合、当然のことながら、自分1人だけがクライアントとかかわっているわけではありません。

　食事相談担当者が得た情報を、チームで働くスタッフと共有したり、スタッフが得た情報をこちらが受け取ったりすることで、クライアントに対するアプローチが、より行き届いたものになります。

クライアントの情報の共有

　クライアントは、対応する人によって情報を小出しにしたりします。ある情報をほかのスタッフにだけ伝えることもあります。こんなとき、「私は聞いていない！」などと不満を口にするのは好ましくはありません。

　クライアントとかかわる各セクション間で、情報交換を密にしないことが、原因の1つでもあるからです。

　「娘さんが入院なさっているそうですね。きょうはお話になりませんね」「先月はお孫さんたちがお見えになっていたので、いつもより食べ過ぎや、飲み過ぎがあったんですって？」

　スタッフ間の連絡がとれていると、クラ

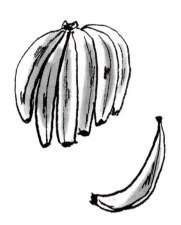

イアント情報も共有できて、このような潤滑油的なコミュニケーションも可能です。

守秘義務は厳守する

情報を共有するとはいっても、それらの情報はクライアントのプライバシーに関するものがほとんどです。

スタッフ間で「あの方はご夫婦仲が悪いんですって」とか、「〇〇というサプリメントを買ったそうですよ」とかと、噂話にならないように気をつけます。

スタッフ間の共通の話題が、昼食時、プライベートの飲食時などのちょっとした会話から第三者に漏れる可能性はあります。廊下でばったり会った人との立ち話というのも感心しません。

食事相談は、食を通して、クライアントのプライバシーに思いのほか深く入り込むことがあります。それだけに、強い守秘義務も伴います。守秘義務がしっかり守られていることを感じたクライアントは、食事相談担当者への信頼を深めますし、病気の予後にも関係してきます。

情報のスタッフ間の共有と秘匿、この相反する情報管理能力を身につけることは、食事相談担当者がチームの中でよいポジションを得るための基礎となります。

オープンな食事相談に

食事相談は、一般には個室でおこなうために、同業の人にもオープンにされない傾向があります。しかし、スタッフ間の連携がとれている組織では、ときどきほかのセクションの人が見学に来たりします。もちろんそれ以前に、食事相談の内容についてスタッフ間で話題にする、という段階があるのですが……。

以前筆者が勤務していた病院はそのような病院でした。こちらの食事相談の内容がわかっているので、別のセクションのスタッフが、クライアントに食事相談を受けるようにすすめてくれたりもしました。そのおかげで、相談件数がずいぶん伸びたことを記憶しています。

また、クライアントがほかのセクションの人に、自分の食習慣のことを話してくれたこともありました。栄養士に言うよりも、別セクションの人のほうが言いやすい話題というのもあるのでしょう。思わぬ本音が出たりします。もちろんこのような情報は秘匿情報ではないので、すぐにスタッフが伝えてくれます。それは次回の相談の進め方に大いに参考になることでした。

食事相談精神はチーム内でも

相手を受け入れたり（受容）、自発性を促したりするのは、仕事専用のスキルではありません。会議やミーティング、ちょっとした話し合いのときにも、「〇〇さんはどのようにお考えですか」のように問いかけて、それぞれの意思を確かめ、あるいはフィードバックをしたりして、チームの連帯が深まるように促しましょう。

23 「食コーチ」自身がコーチをつける意味

スキルアップに終点はない

　食コーチングのスキルには、対面による食事相談だけではなく、非対面の食事相談、組織内チームの研修、グループカウンセリング、生きがい支援、リーダー養成など、いろいろなスキルがあります。どれもが対人コミュニケーションを含むため、外国語の習得と同じように実践的トレーニングは欠かせません。

　「技能体得型」のトレーニングに共通するのは、スキルアップに終点がないこと、書物を読むだけでは技能が身につかないとでしょう。たとえば、自転車や車の運転、スポーツ技術などのように。

　旧来の「栄養相談」にコーチをつけるという考え方がなかったのは、知識を伝えることに重きを置いたからでしょう。栄養知識を伝えることだけなら、極端にいえば、本を読んであげたり、ビデオを見せたりするだけでも、一定の目的は達せられると考えられたのかもしれません。

将棋と食事相談の共通性

　将棋の世界で史上初の七冠（名人、竜王など）を達成した棋士・羽生善治氏をご存じでしょうか。氏の思考法を認知科学や人工頭脳の専門家が分析した『先を読む頭脳』（羽生善治、伊藤毅志、松原　仁著　新潮社発行）という本の中で、羽生氏はこう語っています。

　「序盤では自分が何かを主張するよりも、いかにうまく手番を渡すかということに非常に苦心をしているのです」

　「一手指すことがプラスに働くことはむしろ少ないのです」

　この説明は、まるでカウンセリングや食事相談のことを言っているようです。自分から勝負を仕掛けてゆくのではなく、相手の動きに合わせて、自分は受けて立つという姿勢は、クライアントの自発性を促す食事相談と共通します。

　将棋では、将棋盤の上やコンピュータ上で棋譜のシミュレーションをおこなうそうですが、食事相談では、初対面の人も多いので、とてもシミュレーションしきれないのが現実です。食事相談で求められるスキルの1つは、どんなクライアントにも対応できる「アドリブ力」でしょう。

　「人にはこんなタイプがある」というようなステレオタイプ化（定番化）ではなく、「1人に1つの現状がある」という認識が出発点となるでしょう。

食コーチが向上させたい技能

　食コーチが磨き続けたい知識や技能には、少なくとも次の2点があります。

1) コミュニケーション力。クライアントに限らず、相手の価値観を認め、受け入れ、その本質を洞察する能力。そして、クライアントに対してはモチベーション

を高めるスキル。
2）専門分野の、食や栄養、健康に関する情報。いろいろなデータを読み解く能力。

このような情報は、学者やその他の専門家から学ばなければなりません。読書などで得られる情報もありますが、情報の解釈や人々の健康意識の変化などに関しては、洞察力のある人の助言が力になります。

いきなりコーチをつけるのではなく、講演会に参加したり、セミナーに講師を招いたりすることでも効果はあります。

筆者自身は、6年間で200回以上セミナーを開催するとともに、個人的にも複数のコーチを受けています。その中には、料理の勉強も含みます。

よいコーチの条件

食コーチングに関しては筆者が創設中のスキルですから、筆者よりも食コーチングについて詳しい人、構築に熱心な人はいません。しかし、自分の未熟な部分を補強してくれる人は、世の中にたくさんいます。

コーチ選びに共通するポイントをあげるとすれば次のとおりです。
1）いろいろな意味で相性のよい人。
2）自分の意見や方法を押しつけるのではなく、サポート役に徹してくれる人。
3）自分の仕事を理解してくれる人。
4）専門のことを勉強し、新しい情報、新しい考え方などを補強している人。
5）感情的でなく、冷静で、穏やかな人。

依頼するときに、どんなコーチであってほしいかを伝えたり、途中で相談したりすることで、少しずつ自分に合ったコーチになってもらうことができるでしょう。

先生、先輩、同僚、友人などが、一般的な候補者です。人に紹介してもらったり、適任と思われる人に手紙や電話で依頼したりする方法もあります。

コーチの回数と料金

コーチとのセッションは、1か月に1回か2回。1回は1時間。そのほかに必要に応じて電話やEメールで連絡をとる、というくらいが無理のないところでしょう。

食事相談担当者がどれくらいコーチを必要としているかによって、回数や1回の時間は異なります。コーチの回数や1回の料金などに「相場」はないといってよいでしょう。1回につき数千円から数万円くらいまでと考えればよいでしょう。

筆者の考えは、安いほどよいというものではありません。よいコーチは、しかるべき金額を支払ってこそ受けられる、と考えます。支払う金額は、コーチに渡るようでも、実は自分への投資です。その意欲と充足感が自分を前へ前へと押し出してゆくように思います。

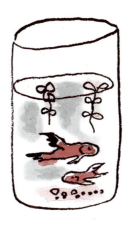

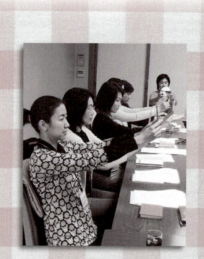

スタンバイスマイル
食事相談担当者はサービス業。
笑顔でいつもスタンバイします。
栄養士ブラッシュアップセミナーでの笑顔教室で、
笑顔も常に定期的にチェック。
(撮影：影山なお子)

第3章

初回の食事相談

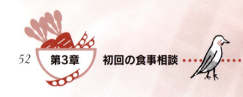

24 食事相談をおこなう場所の条件

食事相談室のポジション

食事相談や食事相談室の存在理由は、十分に認知されてはいません。「それだけの実績がない」といわれてしまえばそれまでですが……。そのせいか、食事相談室は、階段の踊り場とか、地階とか、調理室の隣とか、クライアントにとっては、行きやすい場所、居心地がよい場所とはいえないところに設置されがちです。

この状況は、食事相談によってクライアントの健康向上、さらに生きがいづくりを目指す食コーチングとしては、とても残念な現実です。これからは、みなさんで結果を出して、よりよい環境を与えられるようにしたいと思います。

好ましい相談室の条件

どんな相談室がよいのでしょうか。その条件をあげてみましょう。
1) 話の内容が周囲に漏れないこと。
2) 周囲の雑音が入ってこないこと。BGMは、なしか、ごく小さくすること。
3) 自然光の明るさが保たれ、室温が調整されていること。観葉植物などの緑があり、定期的に手入れがしてあること。しおれていたり、ほこりがたまったりしていないようにすること。
4) 温かい色調の壁紙、じゅうたん、カーペットなどで包まれていること。
5) クライアントと担当者の机や椅子の高さが同じであり、両者の距離が近すぎず、遠すぎないこと。

このような条件が、いつでも、どこでも確保できるとは限りませんが、部分的にでも、これに近づけるようにしましょう。その中でも、病名や症状は秘匿事項なので、それが外部に漏れないように配慮することがいちばんです。そのことがクライアントの安心感や信頼感をどれほど支えるかしれません。

個室での相談の問題点

個室での食事相談にも次のような弱点があります。
1) 食事相談担当者に著しい癖や好ましくない自己流があったとしても、それを是正する機会がない。
2) 食事相談技術を先輩から見習ったり、反省点を検討し合ったりする機会がないので、技術向上への意欲や問題意識が生まれにくい。
3) ほかの人の目がないので、話の脱線、食い違い、本題に戻りにくい、時間オーバーなどになっても気がつかない。

これまで、食事相談が一定のレベルでとどまっていたとすれば、食事相談スキルの指導や研鑽（けんさん）が十分でなかったことが、おもな原因と思われます。

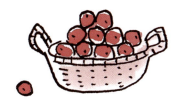

　このことは、前職の客室乗務員時代には、接客態度などについて、先輩から厳しく指導を受けた経験と比べても実感できます。今後は、食事相談のトレーニングをシステム化する必要を感じます。

スキルアップ機能のある相談室

　食事相談の場に別の人が入っていると、クライアントにとっては気になります。そこで理想的には、テレビのモニターカメラで撮影して別室でそれを参観したり、撮影したビデオ画像を教材にして後輩が学んだり、同僚間で検討し合ったりすることです。あるいはクライアントの許可を得て、同僚に同席してもらったり、声が聞こえる範囲の別室で傍聴してもらったりする方法があります。

　スキルアップや、そのスキルの伝承の必要性を重要視するのであれば、食事相談室には、そのための機能を備えておきたいものです。

オープンスペースでの食事相談

　場所によっては、食事相談のための個室を常設できないというところもあります。筆者が以前勤務していた病院では、ロビーの窓側のオープンスペースで食事相談をしていました。クライアントの顔が外の人に見えないように曇りガラスで覆ってはいましたが、上は筒抜けで、中の話し声は外にも聞こえました。

　しかし、そのことが最初からわかっているので、お互いにあまり立ち入った話はしない、という暗黙の了解がありました。それでも食事相談をおこなうメリットは十分にありました。

　栄養士がどんな食事相談をしているかを、ほかのクライアントにも知ってもらうチャンスにもなるからです。「うちのお父さんにも受けてもらいたい」「なるほど、私もその点に気をつけよう」などと、間接的な食事相談効果をあげることができるのです。

オープンスペースでの注意点

　食事相談をオープンスペースでおこなう際に気をつけたい点をあげてみます。
1) クライアントの病名はオープンスペースでは伏せるようにする。
2) クライアントの名前は、自己紹介のときだけにし、何回も名前を呼ぶことは避ける。
3) カルテや検査値を見て、「高い」「低い」などと話すよりも、指でさすなど工夫をする。
4) とくに言葉づかいに気をつける。正しい敬語を使い、ていねいに話す。

　TPOに応じた言葉づかいや話題選びに注意が行き届きさえすれば、原則的に食事相談は、病院の会計窓口の前でも電車の中ででもできるものです。

25 医療施設での食事相談室のあり方

ハッピー感を支えるスペース

医療施設や保健・健康増進施設には、なんらかの形で相談室が用意されていることでしょう。その部屋をどう呼ぶかは、今後考えていきたいテーマです。さすがに「栄養指導室」と呼ぶところは少ないでしょうが、そこでおこなうのは、依然として「栄養指導」や「食事指導」である可能性はあります。

食コーチングでは、食事相談とは食をベースにして、クライアントの健康を支え、よりよいライフスタイルを支えることと考えますから、食事相談室は、そのための「充電工房」のような意味を持ちます。食事相談担当者にとっては、そこは「聖域」でありたいと思います。

同時にクライアントにとっては、そこは自分を応援してくれるサポーターと出会える場所であり、安心感とハッピーな気持ちを維持できるスペースであってほしいことでしょう。

食事相談室の呼び方

関係者が、そのように認識すれば、食事相談室の配置、インテリア、明るさ、室内の香りまでもが、より新鮮な雰囲気に変わっていくのではないでしょうか。そうなれば、クライアントにとっての「説教部屋」は、遠い昔の話になります。

「お食事相談室」「健康サロン」「お元気ルーム」など、いろいろなネーミングが考えられます。相談内容と合わせて、その呼称についても考え直す時期にきていると思います。

食事相談室のイメージアップ

食事相談担当者としては、「専用の相談室がないとできない」というのではなく、どんな条件であれ、まずは「中身で勝負」といえるだけのスキルを磨いておきたいものです。それで実績をあげて、「よりよい食事相談のスペースを確保しよう」などと同僚と抱負や戦略を語り合うことは、楽しいものです。

ここでは、食事相談室やそのためのスペースをグレードアップするためのポイントをあげてみます。

1）相談室からの見晴らしがよければ理想的です。展望がきき、空が広がるロケーションは、新しいライフデザインを語り合う場所として最適です。もちろん、自然光がまぶし過ぎることもあるので、ブラインドで光の調節ができることも必要ですが……。

2）食事相談室に行くルートについても気を配ります。途中に、暗いところや人気のないところがあると来訪者は緊張します。配置の関係で改善できないとすれば、受付や階段付近で出迎えるなどして弱点をカバーします。

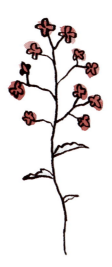

3) 大部屋の一角などを相談スペースにする場合、来訪者には迷路のように感じられたりするので、「相談室→」のような道しるべを表示しておきます。

4) 人的環境も大切です。相談室がわからずに迷っている来訪者がいても、周囲の人が知らん顔、という職場は珍しくありません。このような環境では、いくら食事相談担当者ががんばってみても、クライアントの第一印象は変わりません。担当者の手には負えない問題かもしれませんが、普段から同僚との連携をはかっておけば、あまりひどい状況にはならないかもしれません。

「食コーチングは、クライアントだけを対象とするコミュニケーションスキルではない」といえるのは、このような場面への適応力や折衝力もつけておきたいためです。

5) 食事相談室には、相談のときに見せる書物やグッズ類を配置しておきます。急に思いついて取りに行くということがないように、書棚や引き出しに整理して保管しておきます。

6) 院長室など、ほかの部屋を借りる場合、部屋主の書類などが机の上に積み重ねてあったり、散乱していたりすると落ち着かないので、整理整頓をさせてもらいます。また、タバコのにおいなどは換気や消臭スプレーなどで消しておきます。もちろん、相談中は禁煙とします。

7) 部屋や相談スペースには、「お気軽にお入りください」などの表示をしておくと喜ばれます。ただし、クライアントが入室後は、「使用中」「食事相談中」「ノックをしてください」などの表示に切り替えます。

食事相談室のチェックポイント

現在使用中の食事相談室については、次のような点をチェックしてみてはいかがでしょうか。

1) オープンスペースではないのに、中での相談が周囲に聞こえていないか。ドアや窓から声が漏れていないか。

2) 周囲の雑音や騒音、エアコンやパソコンから大きな音が出ていないか。厨房からのにおいや蒸気、熱気などが入ってきたりしないか。

3) 室内のインテリアが寒色系で、温かみが感じられないということがないか。カーテンは汚れていないか。

4) 担当者とクライアントの間隔が近すぎたり遠すぎたりしていないか。テーブルが低すぎたり、ソファが深すぎたりすることはないか。

5) 食事相談室までのルートを見直してみたか。近くに霊安室やボイラー室、電気室、作業室などがないか。

こういう場所では、クライアントは自分が大事にされていないと感じたりするものです。

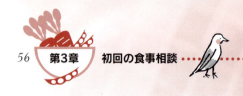

26 食事相談専用の施設がない場合

　食事相談のための専用施設がない職場は少なくないでしょうし、フリーで活動している栄養士や保健師、スポーツコーチなども、専用の食事相談室を持てないことが多いと思います。そのような人の対策について考えてみましょう。

職場に専用室がない場合

　病院、医院、保健所、スポーツ施設、学校などの場合は、ほかの目的で使っている部屋やスペースを一時的に使わせてもらうケースが多いことでしょう。

　時間をずらすことで、意外に使い勝手のよい場所が得られることがあります。

　応接室、食堂、控え室、集会室、庭、屋上などが対象となります。

　ただし、食事相談のために使うことを関係者に周知しておくことが第一条件となります。食事相談が、どういう目的で、どんな話をする行為であるのかを関係する人に伝え、理解を得ておく必要があります。完全に周囲の視線を取り除くことができないので、周囲の人は食事相談の様子を遠目に見て、いぶかしく思うことがないように根回しをしておきます。

　相談中は、近くに人がいたり、相談中に人がいきなり入って来たり、近づいて来たりすることがないように、「使用中」などの掲示をするなどしてスペースを確保します。そうした準備性がクライアントを落ち着かせます。

　食事相談担当者が使っている間は、自分の専用スペースとして、ゆったりとした雰囲気で相談を進めるように努めます。遠慮しながら使うような場所は、食事相談のスペースとしては向かないでしょう。

フリーの人の場所選び

　個人で食事相談をおこなう場合、専用施設がないことは大きなハンディキャップになるように思われがちです。しかし、場所の選び方によっては、専用施設とは異なる、別のメリットともなります。

　そのような場所を見つけるためのポイントをあげてみましょう。

1) プライバシーが保てるような、静かな喫茶店やホテルの中のカフェなどを日頃からリサーチします。コーヒーのチェーン店などは、隣のテーブルとの間が近かったり、分煙が徹底していなかったり、セルフサービスであるため落ち着かなかったりするので、おすすめできません。いかにも安上がりの雰囲気も好ましくありません。
2) クライアントと話す内容が周囲に聞こえないくらいの間隔があること、音声が反響せず、じゅうたんや室内に吸着されやすいこと、BGMや館内放送などの音が大きすぎないことなどが理想です。
3) ある程度は客層も考えます。若者や子

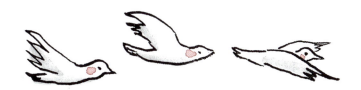

どもが多くて、大声で話したり笑ったり、立ち回ったりする人が目立つ店は向きません。
4) 健康上、禁煙席のある店を選びます。
5) 従業員が頻繁に近づいてきたり、声をかけてきたりしないところを選びます。

以上の条件を満たす施設といえば、高級ホテルのラウンジ、美術館などの中にある喫茶店、貸し会議室、公的機関の会議室などと、限られてくるかもしれません。しかし、そうしたグレードの高い場所を選ぶことは、食事相談担当者のビジネスレベルを象徴する意味もあります。

フリーで食事相談をおこなう人には、相談場所を選ぶことも商品価値の一部となることを銘記してもらいたいと思います。食事相談が生きがいのサポートを含むとすれば、そのきっかけを生み出すスペースは、いろいろな意味で豊かなステージであってほしいと考えます。

なお、食事相談のスペース選びのためには、使う施設の場所、電話、オープンしている時間やすいている時間帯、コーヒーやその他の飲食物の値段などをノートに記載して、活用しましょう。

相談場所で気をつけること

筆者が「食コーチング」による食事相談をおこなうときに気をつけていることを以下にまとめました。

1) 同じクライアントに何度か対面で食事相談をおこなう場合、同じ場所でおこなうようにします。お互いに場所に慣れると落ち着いて相談ができますし、その日のコースやスケジュールがイメージしやすくなります。
2) 自宅や事務所で食事相談をおこなう場合は、電話が頻繁にかかってくるとか、宅配便が届くとかの時間帯は避けます。日常的な煩雑さが伴うと、ゆっくり相談ができません。
3) 長い期間、相談をおこなうクライアントの場合は、ときには、クライアントが希望する場所を使うことも気分転換になります。
4) 同じ場所をしばしば使う場合、2人の関係を怪しく思われないように仕事の話し合いという設定を守ります。敬意不足になったり、なれなれしくなったりしないように注意し、また、顔なじみになった従業員に対する態度も、一定のていねいさを守るように心がけます。
5) どんな場所を使う場合も、食事をしながらの相談にならないような時間帯を選びます。相談中は、懇親は無用とし、もちろん飲酒などもお互いに避けるように申し合わせます。

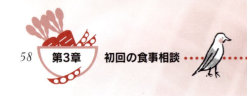

27 最初のあいさつ、自己紹介、タイムスケジュール

初回時のあいさつ

　初めての食事相談のとき、クライアントの中にはひどく緊張している方がいます。医師から検査結果について指摘を受けたあとだったり、私的な食事内容について話さなければならないと思ったりすれば、当然のことです。

　そのうえ、「突っ込まれるよ」「叱られるかも」などの先入観を吹き込まれていれば、ますます固まってしまいます。

　初対面のあいさつは、そのような状況を思いやって、笑顔で「こんにちは。○○さんですね」「お待ちしていました」などの声かけをします。

　このときは、もちろん立ちあがって、できれば入り口近くで、おじぎをします。そして自分のフルネームを名乗ります。

　少し時間に余裕があれば、「週末でお忙しいところ、おいでいただいてありがとうございます」「お寒いところ、遠くからお越しいただいてありがとうございます」、さらに「この部屋、わかりづらかったのではありませんか」、または「○○からですと、何時間（何分）ぐらいは、かかったのではありませんか」のような問いかけも、クライアントとの会話のきっかけになります。

本題に入るまでのプロセス

　以上の段階から本題に入るまでを順を追ってまとめてみましょう。

1) ノックを聞いたら立ちあがり、自分のテーブルから離れた位置で出迎えます。「こんにちは」などのあいさつをしてから相手の姓名を確認します。
2) 自己紹介をします。ネームカードなどで文字を示します（字がわかると覚えやすい）。
3) クライアントが発言できるような問いかけをします。「ここがすぐにわかりましたか」など。相手が答えたら「そうですか。それでも往復2時間ですね」などと言って、着席をすすめます。
4) 着席してから「お楽にしてください」「よくおいでくださいました」などと声をかけてリラックスしてもらいます。
5) 本題に入ります。まずは来意の確認です。「きょうは、会社の健康管理センターから、こちらにおいでになるように言われてこられたのですね」「先日のお電話では、コレステロール値が下がらないので、お食事でなんとかしたい、ということでしたね」など……。

自己紹介で注意すること

　食事相談担当者の名前まで覚えているクライアントは少ないのが現実です。

　そこで、次にあげるような、自己紹介の目的や意義をしっかり認識しておきましょう。

「こんにちは、栄養士の◯◯◯◯と申します。◯◯さんのお役に立つよう努めさせていただきますので、どうぞよろしくお願いいたします」

2回め以降の方へのあいさつ

2回め以降に見えるクライアントの場合も、あいさつは前回どおりにていねいにします。慣れには要注意です。

声かけは「前回は◯月◯日にお越しくださったのですね。◯か月ぶりですね。その後はいかがですか」などが適切です。

クライアントが前回の相談日を忘れることはよくあります。食事相談担当者がそれをいうことで、クライアントの気づきを促すことになります。

クライアントの様子に関しては、「少しスリムになったよう」「お顔の色がいいですね」のように、身体に関することは具体的に指摘しないほうが無難です。思わぬ受け取られ方をする場合もあります。

タイムスケジュールの確認

クライアントは「時間を買っている」ということを頭に入れておきます。そして、食事相談のあとには、それぞれに必要な予定（時間）があることを想定して、不用意な延長は避けましょう。

食事相談は、時間の長短や話題の数は絶対条件にはなりません。時間が短めでも、相手のニーズにヒットしたり、達成感を感じてもらえたりすれば、十分に目的が達せられます。

「お時間◯◯分間とのご予約をいただいていますが、よろしかったですね」「◯時◯分までの◯◯分を担当させていただくことになっております」などの確認をするようにしましょう。

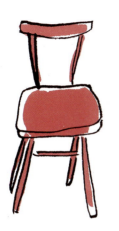

1. クライアントの安心感につながる。

大きな組織では、同じ役職の人、同姓の人は複数います。クライアントが、あとで質問しようと思ったときに、だれから食事相談を受けたのかがわかっていれば、すぐに連絡をとってもらえます。

2. 自分の意見に責任を持つ。

近年、食材には、生産者の名前や連絡先が書いてあります。それは、安心・安全、そして作り手の責任と自信のアピールでしょう。食事相談も同じです。「◯◯はからだにいいといわれています」などの、不確かな伝聞情報を伝えてしまう責任を自分に問うことにもなります。

3. はっきり聞き取れる声で。

前述のように、自己紹介はフルネームが原則です。そのほうが覚えやすいこと、同姓の人と区別することが目的です。

声は大きめに、クライアントの目を見ながら。アイコンタクトと口元の動きも親近感を補強します。

《自己紹介の例》

「◯◯さんの食事相談を担当させていただきます、栄養士の◯◯◯◯子と申します。どうぞよろしくお願いいたします」

28 最初に聞いておきたいこと

「聞く」には誘導が伴う

ある栄養士さんは、食事相談はクライアントに話をしてもらうのが中心で、こちらが話すのは控えめにと思っていたため、ポイントとなる質問（クライアントの既往歴など）については、聞きそこなった、と話してくれました。

忘れてならないのは、クライアントは自分の話を聞いてもらうためだけに貴重な時間を使って来ているのではない、ということです。「栄養指導」は好ましくないといっても、相手の話をとりとめもなく聞くのが食事相談の目的ではありません。同じ聞くのでも、一定の方向があって、そちらに誘導するように聞いてゆきます。

目的は、まずは体調や食事状態などの現状把握、本人の考え方、生活習慣病の見直しなどです。その先には、短期的・長期的目標の設定など、いろいろとすることがあります。したがって、問いかけは、よくいわれる「受容」だけのためではありません。クライアントの気づきや自発性の促し、モチベーションの強化などを含む、積極的な働きかけです。

急がず、ゆったりと……

初回に聞いておくことを右表のようにあげると、矢継ぎ早の問いかけが必要のように思えます。しかし1回の時間が短いときは、何回かに分けて聞く場合もあります。

初回に聞いておくこと

1	ここに来た理由。（なるべく詳しく）
2	人にすすめられた場合、すすめた人とクライアントの関係。
3	クライアントが現在、気にしていること（体調、心身の状態、人間関係、金銭、家族の問題なども含む）。
4	3. について対策を講じているか。その内容は。
5	既往歴（家族の既往歴を含む）や病院への通院歴。
6	食事相談を過去に受けたことがあるか。あれば、どこで受けたか、いつ頃なのか、どのような内容だったのか。
7	6. についてのクライアントの感想。
8	ここに来ていることを家族は知っているか。家族のサポート体制は。
9	きょうの食事相談に望むことは。
10	クライアントが、これをきっかけに実行しようとしていることは。

「食コーチング」は、クライアントを長期にわたってサポートすることを前提にしているので、初回食事相談では、クライアントとの信頼づくりも大切にします。もともと自分をオープンにしたがらない人や、

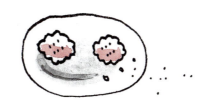

いままでの食事相談で厳しく指摘を受けた経験がある人は、ガードが固い場合もあります。

そんなクライアントに対しては、問いかけが、あら探しや詰問でないことを体感してもらうことも必要です。いきなり本題に入るか、まずリラックスしてもらうか、小さな問いかけをしながら相談のペースを決めます。「ここに来た理由」に対する答えの中にも、ペース配分の判断材料があるものです。

受け取った「検査値」を見て、いきなり改善のための答えを求めるのは、「木を見て、森を見ず」の状態になりかねません。クライアントの検査値がよくならない原因は、環境のほうにある可能性もあります。目先の現象だけを追いかけるのは、"行きつ戻りつ"のリバウンドコースを選ぶことになりそうです。

人のすすめで来た方の場合

食事相談室に入るなり、ここへ来たのは自分の意思でない、家族や医師にすすめられたので来た、ということをことさら強調するクライアントがいます。

このような場合にも、担当者は、強く反応したり、感情的になったりせずに、ほかのクライアントと同じように、穏やかに迎えます。

「よくいらしてくださいましたね」
「お待ちしていました」

少なくとも、いま、ここに来たことは事実なのですから、本心はどうでもよいことです。現在からスタートするのが食コーチングの基本的な姿勢です。

これを「いやいや来た方」という受け止め方をしてしまうと、「ご家族も心配していらしたでしょう」「もっと早く来ていただければ、ここまで悪くはならなかったのに」のような、あまり実のないセリフが出てきます。それを言ったからといって、事態はなんら変わりません。耳にタコができるほど言われてきたことの繰り返しで、クライアントはむしろ、「やっぱり来なければよかった」と強く思うようになるかもしれません。

こんなときこそ、食事相談担当者の出番です。「女房が、食事相談を受けろ受けろっていうものだから……」というクライアントに対しては、それに深入りせずに、「よくおいでになりましたね。食事相談は今回が初めてですね」「ご家族は何人ですか」「お仕事は」のように、客観的な事実を確かめるようにします。そして、生活ぶりや食事内容によい点を見つけて、「お食事は三度三度きちんととっていらっしゃるのですね。とてもよい生活習慣ですね」などと、それを支持します。

その方を支えるつもりで接すれば、食事を自分の問題として考えるようになるのは時間の問題です。それは、クライアント自身がよく知っていることなのですから。

29 終了時のフィードバックと次回の予定

フィードバックとは

『カタカナ語の辞典』（小学館発行）によると、「フィードバック」の意味には3つあって、その1つが以下の定義です。

フィードバックとは、「コミュニケーションにおいて、送り手が受け手の反応を確かめつつ、発信内容の修正吟味を繰り返し行うこと」……。

この意味に限っていえば、「振り返り」ということになるでしょう。

「食コーチング」で使うフィードバックも、おおむね、この意味で使います。それは、食事相談の大切なスキルの1つでもあります。

フィードバックのパターン

フィードバックは、1回のセッションの終了時には必ずおこないますが、クライアントとの相談の間にもおこないます。山道や深い森の道を少し行っては振り返って、迷路に迷い込んでいないかを確かめながら進むのに似ています。

以下にフィードバックの目的をまとめてみます。

1. 言葉や話し合いの理解度を深める。

少し話をしたあとで、いま話した内容を確かめたり、同じ言葉をクライアントの口から発してもらったりして、理解度を深めます。

「緑黄色野菜って、どんなお野菜でしたかしら？」「"調味パーセント"ですね。はい、おっしゃってみてください」

2. 気づきの促し

まだ気がついていないこと、気づき方が弱いと思われることを考えてもらったり、自分の言葉で説明してもらったりすることで、あることの意味や重要性に気づいてもらうようにします。

「なぜ朝は食欲が出ないのか、お考えになったことはおありですか」「〇〇さんのご同僚も、やはり仕事だから仕方がないっておっしゃっているのですか」

3. 言葉の意味、発言の真意を確かめる。

クライアントの話や説明にあいまいなところや不正確と思われるところがあったとき、問いかけて確かめます。

「肉は毎日食べている」と言い切るクライアントに対して、「ご家庭では、毎日お肉料理が出るのですね。それとも、社員食堂で毎日選ぶようにしていらっしゃるのですか」などと確かめてみます。

フィードバックは、「詰問」（問い詰めること）とは違います。

攻撃的な問いかけにならないように注意します。

終了時のフィードバック

終了時のフィードバックとしていくつかあげてみます。

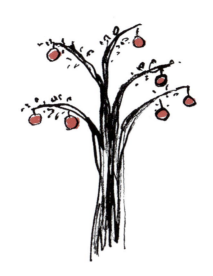

① 「さて、残りのお時間が5分になりました。ここまででご質問はありますか」
② 「○○さんが、『いままでお聞きになったことがない』とおっしゃったのは、食事の物差しのところでしたね」
③ 「セッションでお話しさせていただいたことは、外食の選び方でしたね。具体的にどういうことでしたっけ？」
④ 「家のリフォームのために、ご家族でアパートを借りていらっしゃるのでしたね。どのくらいその状態が続くのですか」
⑤ 「主食と主菜ってなんでしたっけ？」

次回の相談につなげるには

次回の相談につなげるためにもいくつかの提案をしてみます。

1) 次回の内容を予告します。このとき一方的に宣言するのではなく、「次回は、野菜を1日350㌘とるにはどうすればよいか、というお話をしたいのですがいかがですか」というように、クライアントの反応を確かめる方法もあります。そうしないと、次回の予告をしたために、かえってクライアントの関心を弱めることもあるからです。
2) 次回の予約をするかどうかを、できれば聞いてみます。
3) 予約が入った場合は、予約日時を書いて、クライアントが忘れないように持ち帰ってもらいます。
4) 「お待ちしています」という言葉をかけます。
5) その日の食事相談の内容を1枚の紙にまとめたものを渡したり、郵送したりするのも一法です。郵送する場合はクライアントの了解を得てからにします。

次回の予約で注意すること

食事相談担当者は、次回の予約をクライアントに強制はしないようにします。

「絶対聞いたほうがいいですよ」とか、「きょうの1回だけで、すべてがわかるなんていうことはありませんから」とかの言い方は控えましょう。

「○曜日に私はここにいますから、いつでもお越しくださいね」という対応のほうが、クライアントの印象をよくする場合もあります。

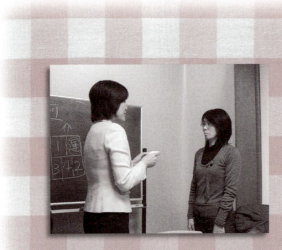

クライアントとの最初のあいさつは……
栄養士ブラッシュアップセミナーで開催した、
「開業栄養士に必要なビジネスマナー」

(撮影:影山なお子)

第4章

食事相談に使う用紙、資料、器具、図書

30 食事相談に先立って聞いておきたい項目

質問項目や記入書類の目的

食事相談には、昔から、いろいろな質問項目や記入書類が用意されています。

質問する事項を印刷物にしておいて、1つ1つを口頭で尋ねてゆく形式、クライアントに直接記入してもらう形式、クライアントの前に書類を広げて、質問しながら食事相談担当者が記入してゆく形式など、さまざまなものがあります。

そのようにする目的には、少なくとも次の6点があげられます。

1) 必要な事項の聞き落としを防ぐ。
2) 食事相談が何回か続くとき、2回め以降で、同じ質問を繰り返すことを予防する。また、クライアントによって聞くことが違うと、クライアントが無用な不安をいだくことがあり、これを予防する（クライアント同士が情報交換をおこなっていることはよくある）。
3) 初回の緊張を和らげ、あいさつや、イントロダクションの会話に使う時間を減らし、事務的に、スムーズに本題に入ることができる。この共同作業によって親近感も深まる。
4) 答えること、記入することによって、クライアントは自分の食事や食習慣、体調、生活習慣などを振り返ることになり、そこからいろいろなことに気づいてもらうことができる。
5) 食事相談の継続の支えとする。書類があると、それによって責任や愛着を感じたり、忘れることを防いだりする。
6) 関連するスタッフや同僚と情報を共有することができる。

マニュアルの意味

サービスのためのマニュアル（質問表から本書のようなスキルの解説書まで）は、とかく形式主義、心のこもらない形骸化の悪しきモデルとして話題にされます。

しかし、マニュアルそれ自体が悪いというよりも、その運用法が悪い場合も多いように思います。いわゆる「箱もの行政」の場合、いかに立派な建物を造っても、有効に活用されなければ、建物は無駄になり、邪魔にさえなります。

しかしマニュアルの場合は、それがあることによるデメリットは、建物ほどではないはずです。「ない」よりは「ある」ほうがよいでしょう。不備の多いマニュアルであるとしても、いずれは、別の人によって埋めてもらうことになります。

重要なのは、そのマニュアルに血を通わせるための、人のフォローです。

ピアノやギターの教則本（マニュアルそのものです）がどんなによくできていても、それを見て練習をしなければ、楽器を弾くことはできません。責任は、マニュアルにあるのではなく、人間の側にあることは疑う余地がありません。

食生活に関する基本的なお尋ね項目

1. お名前（ふりがな）
2. 生年月日
3. 年齢
4. 現在の身長（　　　cm）体重（　　　kg）
5. お仕事
6. 現住所　電話
7. その他のご連絡先
8. こちらまで（病院とか）の所要時間
9. 食事相談をお受けになる理由
10. 現在、治療中のご病気
11. 血圧（上　　　下　　　）
12. 同居ご家族人数と続柄（あなたを中心に）
13. ご両親、祖父母のご病気（ご病気がある方、またはあった方）
14. 1日の平均的なお食事の回数
15. 朝食の時刻とお食事をなさる場所（自宅、職場、車中とか）
17. 朝食の平均的なパターン（ご飯、パン、麺など）
18. 昼食の時刻と場所（自宅、職場、外出先、不定期）
19. 夕食の時刻と場所（場所は、週2回以上のものはすべてお書きください）
20. 酒の習慣（週に何回くらい。お飲みになる場所とアルコール飲料の種類と1回量）
21. 間食・夜食の習慣（お食事以外に食べたり飲んだりなさるもの）
    1週間のうちの回数、場所、内容
22. 夕べのお食事の内容、覚えていらっしゃる範囲で。

お尋ねした（またはご記入いただいた）日
年　月　日

★ここでは、項目だけをあげています。記入してもらう場合は、表形式にして記入しやすくしましょう。

　そうはいっても、食事相談に関しては、別項（111ページ）でも触れているように、血管をコレステロールが塞いでいる断面写真を掲げたものや、「行動変容」が、いとも簡単にできるかのように記述している幻想的なマニュアルは、クライアントにプレッシャーをかけるばかりでなく、食事相談担当者を、再び旧来の「指示型栄養指導」へと駆り立てる可能性があるので、食コーチングの立場からは、「要注意」と言わなければなりません。

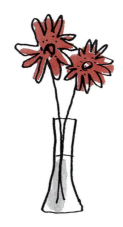

31 食事記録をどのように つけてもらうか

食事記録のプレッシャー

　食事記録は、食事相談担当者にとっては欠かせないデータです。なるべく詳しい記録を入手したいのは当然です。

　しかし、クライアントの多くは、記入経験がないばかりでなく、前の食事を思い出すことも、普段はあまりしません。

　それに加えて、書き物をあまりしないクライアントにとっては、食事の記録は想像以上にプレッシャーとなります。

　そこで、初回から詳細な食事記録を要求しないで、前ページにあげた「食生活に関する基本的なお尋ね項目」程度を尋ねるくらいにします。ひととおりのことは書類にしておいても、その場で聞くこと、書くことで調整します。

食事記録を記入してもらうには

　食事記録を記入してもらうための食事相談者の心がけをあげてみます。

1）クライアントの相談目的に応じた書式を作っておきます。
　①生活習慣病予防向け（健康な食生活、肥満、やせ、食生活が不規則など）。②治療者向け（生活習慣病や消化器官などの障害治療中の方）。

2）初回は1日分か多くても3日くらいから始めます。初回から1週間分を書いてもらえるのは、次のような条件を満たす方でしょう。

①以前、食事記録をつけた経験のある方、②治療中で、比較的時間も体力もある方、③事前にレクチャーを受けている方、④職場の健康管理室のように、いつでも相談ができる場がある方など。

3）書いてもらうときは、「こんな記録をつけていただけると、具体的なアドバイスができるのですが、いかがでしょうか」のように、確かめます。また、記入の方法を示したり、記入例を見せたりしてクライアントの準備性を高めます。

4）記録が苦手な方がいることを予定しておきます。嫌がる方には強要しないようにします。

5）食べる量や回数など尋ねるときには、「多い」「少ない」「よく食べるほう」「あまり食べない」のような、客観的評価がしにくい聞き方は避けます。「3日に何回」「1週間に何回」のようにすれば、わかりやすくなります。

6）記入欄はなるべく少なく、必要不可欠な項目だけを設けます（食コーチングでは、肥満歴など過去にまで遡りません。聞いても、今後の食事相談に欠かせないものとも思えません）。

7）食事記録は食事のつど記録するようにすすめます。食後は忘れるので、食前に書くようにすすめるのも一案です。職業によっては、その時間がとりにくいこともあります。そういう方には、カメラつ

き携帯電話で撮影するか、メモをとるかなどをすすめます。

提出された記録の扱い

慣れない記録を苦労して記入した食事記録を受け取るや否や「野菜が足りていませんね」「おみそ汁を1日に2回も飲んでいらっしゃるのですね」などと、あら探しを始める食事相談担当者をよく見かけます。

「行動変容」を至上命令のように達成しようと思うと、ますますクライアントにプレッシャーをかける結果になります。

この場面は、成績表を見せて叱られている子どもの姿そっくりで、クライアントの自尊心はひどく傷つけられます。

中には、叱られたり強く言われたりするほうがモチベーションが高まるタイプの人もいますが、それは例外と考えます。基本スキルとしては、「よい点を見つけて、それを評価する」とします。

提出された記録に目を通したら、まずは、よいところを見つけて評価します。「きれいに書きましたね」「ずいぶんていねいに記録しましたね」「記録してみていかがでしたか」などです。

食事内容についても、よいところを見つけて評価します。「お魚を1日に1回はとっていらっしゃるのですね」「3時のおやつは果物と決めていらっしゃるようですね、とてもよいことです」

このように指摘することによって、自分の長所に気づき、それを伸ばすきっかけにもなります。

問題点があるときは、よい点を指摘して評価したあと、手紙文で言えば「追伸」「PS」と書くような段階で、「ところで、ここの欄は書かれていないようですが、お忘れでしたか」などのように少し間をおいてから聞くようにします。

「揚げ物が多いようですが、自分でリクエストなさるのですか」「揚げ物は1日2回召しあがっている日が3日ありますが、揚げ物がお好きなのですね」のように、なるべく否定的な表現にならないように、明るい表情で普通に指摘します。

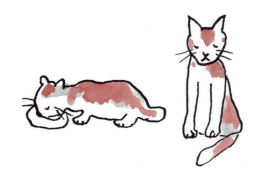

32 「食コーチング」の記入書類の例

クライアントごとの書式も

ここでは、筆者が現在利用している書類や、初回面談日に書いてもらう書類の例を紹介します。

筆者の場合、初回面談は1日に多くても数人にしていますので、そのクライアント向きの書類を作ることができます。しかし、まったくゼロから作るわけではなく、パソコンに入っている基本パターンを改変するだけです。

当日会ってから記入してもらうこともありますし、事前に郵送して、当日までに目を通しておいてもらうこともあります。クライアントの職業とか、忙しさとかを考えて判断します。

もちろん郵送する場合は、本人の了解を得てからにします。食事相談を受けていることを家族や職場の同僚に知られたくない場合があるからです。

書類はクライアントが記入

クライアントには、次の書類を記入してもらいます。
①質問表（72ページ）
②申込書（73ページ）
③同意書（73ページ）
④食事記録（1～2日分くらい）

書類を書くことで、食事相談を受けることの心構えができ、クライアントの準備性が高まります。

食事記録のところでは「さっきのことなのに思い出せない」という方もいます。そのようなときは、「最近召しあがったお食事でも構いません。できれば、朝かお昼か夕か、または夜かの区別は書いてください」と言うようにします。

事前に書いてもらう場合は、「料理名がわからないときはどうするのですか」「晩酌も書くんですか」などの質問がよくあります。

料理名がわからないという方には、「お店の人にお聞きになってはいかがですか」「それは、ご自分のためにもとても大事なことです」、そして、どうしてもという方には、「わかる範囲で」「使ってある食材や味つけだけでも記録しておきましょう」と妥協もします。

こちらがお願いして書いてもらうことですが、それは、あくまでも本人の今後のためであることを、それとなく伝えます。「何のために書くのか」ということを常にクライアントが考えるように話します。「お願いします。ぜひぜひお書きください」というような、へつらい過ぎた言い方は好ましくないと考えています。

同意書は協働関係を示す書類

筆者の場合、73ページに示すような同意書を書いてもらいます。申込書や同意書を書くことによって、クライアントが気を引き

食事記録の書式例

	月　　日　　曜日	
朝食 内容	お食事の時刻	場所
昼食 内容	お食事の時刻	場所
夕食 内容	お食事の時刻	場所
その他 （間食など）	間食の時刻	場所
飲酒	飲酒の時刻	場所

締めて食事相談を受けられるという効果があります。また、お互いの社会的契約として、責任感を持つことにもなります。

申込書や同意書のような契約書類は、今後フリーで活動する人だけでなく、医療施設やスポーツクラブ、企業などで働く方にも必須アイテムになるでしょう。筆者自身、今の書式が申し分ないものとは思っていません。常に更新していく必要を感じています。

食事記録の書式

食事記録は、クライアントがもっとも苦手とするところですが、案外男性でも興味を持って、ていねいに（概量やおよその重量などを）記入されていることがあります。先入観で「むずかしかったら無理しなくてもいいですよ」などと、ハードルを下げたりすると、かえってクライアントの自尊心を傷つけたり、モチベーションを低めたりすることもあります。

食事記録の煩雑な記入を要求してプレッシャーをかけてもいけないし、思いやりが過ぎてもいけないというのは、ひどく気を使うように思えますが、「教える・教えられる」とか上下関係とかを意識しない、人間対人間の普通のコミュニケーションチャンネルが維持されていれば、それほど大変なことではありません。

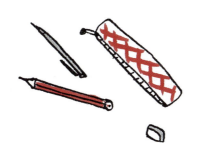

食習慣に関するお尋ね項目

1. 健康のために続けている飲食習慣がおありでしたら、お教えください。
   (例)「毎朝、手づくりニンジンジュースを飲んでいる」など。
   ①
   ②
   ③

2. 朝食、昼食、夕食の時刻をお教えください。
   朝食(　　　　　　　) ── 決まっている　決まっていない
   昼食(　　　　　　　) ── 決まっている　決まっていない
   夕食(　　　　　　　) ── 決まっている　決まっていない

3. 1週間に2〜3回以上召しあがる、お好きな食事、お料理、おかずは何ですか。

4. 間食や夜食を週に2回以上なさいますか。
   ①する(　　)回。何時に、どんなものを？
   (　　　　　　　　　　　　　　　)
   ②しない

5. 1週間のうち、外食をなさる回数と、おもなメニューをお教えください。
   朝(　　　回)(メニュー例
   昼(　　　回)(メニュー例
   夕(　　　回)(メニュー例

6. 飲酒の習慣はおありですか。
   ①ない(半年に1〜2回の方も)
   ②ある(1週間に　回)
   　1回に(種類　　　　)を
   　　　(量　　　　　)
   　　　(おつまみ　　　)

7. ご自身の健康や食生活について、相談にのってくださる人はおられますか。
   いる(どういう方ですか)
   いない

生活習慣や運動習慣に関するお尋ね項目

1. 平均的な起床時刻と就寝時刻を記入してください。
   ①　起床時刻(　　　　)
   ②　就寝時刻(　　　　)

2. 体重を測る頻度について伺います。
   (例)　1か月1回　2か月に1回など。

   ・測定される時刻は？
   ①決まっていない　②決まっている(　　　時頃)

3. 週に2〜3以上なさっている「健康法」はおありですか。
   (例)　「逆立ち」毎日　1回　3分　「詩吟」週3回　1回1時間
   内容(　　　　　　　　　　　　　　　　　)
   週の回数(　　　　回)　1回の時間(　　　　　　)

4. 歩数計を現在お使いになっていますか。
   □　はい
   □　いいえ
   ①「はい」とお答えになった方にお尋ねします。1日の歩数は？

   ②その数字をご覧になっての感想をお聞かせください。

5. 1週間に2〜3回以上なさっている運動はおありですか。
   ①ない
   ②ある(　　　　　　　　　)
   　週の回数(　　　　　　　)
   　1回の時間(　　　　　　)

6. 運動をすると、ご自分にどういう効果が現れるとお考えですか。

「食コーチング」申し込みシート

年　月　日

氏名		電話＆Fax	
		緊急連絡用	

自宅住所　〒　　　　　　　　Ｅメールアドレス

勤務先名　所在地（ご住所は不要）

(1) 現在のお仕事の内容・役職

(2) 私的に定期購読している雑誌
(3) 日常的に目を通す新聞や雑誌

(4) これまでダイエットをなさったことはありますか。
（○年〜○年くらい　低インスリンダイエットなど……。）

(5) 「食コーチング」をお受けになりたいと思われた理由

(6) サポートをお受けになるにあたってのお気持ち、目標

(7) 影山へのご要望

＊パルマローザ記入欄

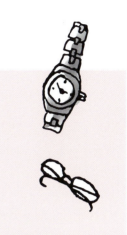

「食コーチング」同意書

●「食コーチングプログラムス」主宰　影山なお子　宛（ご返送ください）
★以下、読んだうえで、食コーチングを受けることを同意し、署名します。

年　月　日

クライアントのお名前	㊞

1. 期　間　2008年　○月から　○月までの　○か月間。その後はご希望で更新可能。＊日程はご相談ください。
2. 料　金　　　　　　　　　　　　　円
3. 支払い　初めのセッションまでに、コーチ指定以下の口座に振り込みます。
　　　＊○○銀行　○○支店（普通）口座番号：1234567　カゲヤマナオコ
4. セッションの実施曜日　コーチと相談して決定することとします。
5. セッションの時間　1回につき60分以内とします。
6. セッションの内容　クライアントの希望内容にそって行なうこととします。
7. 基本的ルール
　1) セッションの開始時刻にクライアント（支援を受ける方）が電話をかけることとします。
　　　（03-5××-59××）影山　なお子宛
　2) セッション時刻に遅れた場合、遅れた時間もカウントし、その分の延長はしないこととします。
　　　＊10分間待ってもお電話がない場合は、コーチからお電話をし、それを受けて、クライアントから電話をいただくこととします。
　3) 契約期間内に、クライアントの理由で食コーチングをキャンセルまたは中断した場合、納入金のご返却はしないこととします。
　4) スケジュールを変更する場合、コーチが対応できる範囲において可能とします。ただし、当日の変更は不可とします。クライアントの事情でセッション中止の場合は、コーチ料金が伴うこととします。

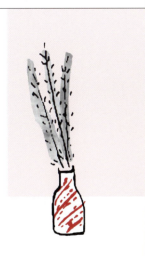

33 食事相談に活用したい資料、図書

資料、図書の活用で「話題力」を

食事相談を、より活気あるものにするのが資料や図書です。その理由は次のとおりです。

1) その話題に関係のある資料を示すことで、食事相談の幅が広がり、奥行きも深くなります。活用できる資料として示せば、勉強臭くなく、クライアントに最新の知識を提供できます。食事相談担当者の「話題力」を高め、「あの人の食事相談はおもしろい」の声も。

2) いままであまり目を通さなかった雑誌や新聞の記事に、クライアントが関心を示す可能性が出てきます。

3) クライアントに資料を渡しておくと、健康行動への準備性が高まります。記事のコピーなどを活用しましょう。

4) 食事相談のマンネリ化予防に役立ちます。いつもの人と、いつもの場所で何回か話してゆくと、ときにはマンネリにもなります。自分の話題だけでは戦力不足になることにも。そんなことにならないように、いつも援軍（資料など）を用意しておきます。

いろいろな資料、図書の活用法

以下に、使いたい資料、図書のいくつかをあげてみましょう。

1. 新聞や雑誌の記事、付録

「きょう、こんな記事が出ていましたが、ご覧になりましたか」と言って、新聞や雑誌の記事を見せます。

メタボリックシンドロームのこと、糖尿病に関するシンポジウムが開催されたこと、肥満についての海外事情（ロンドン市内の火葬場では、肥満した遺体が消却炉に入らないことが多くなった）など、話題の宝庫です。クライアントが興味を示したら、コピーをして渡します。次回に感想を伺ったりします。

新聞や雑誌の記事は、ファイルしておいて、適宜使いましょう。

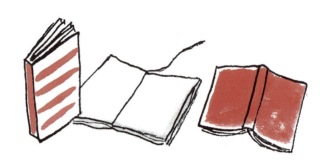

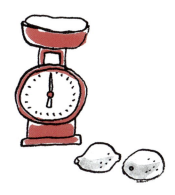

フードファディズム的（88㌻参照）な記事も多いので、資料選びには鑑識眼が必要です。

2．食品成分表

「友人がコンニャクでやせようとしているらしいんですよ」などと言うクライアントに、食品成分表を見せて「これで見てみましょうか」などと、一緒に勉強します。口頭で即答するよりもクライアントには印象が深くなるでしょう。

食品成分表は20数社から出版されていますが、巻末にいろいろなデータが載っているものもあります。日本人の1日の食品摂取量、年次推移、諸外国の平均寿命、各種栄養素の早わかりなど、健康生活に役立つ資料が満載です。

これらの資料は、食事相談担当者がセミナーや講演会の講師を務めるときなどにも引用できます。

なお、「食品80㌔㌍食品成分表」や「食品80㌔㌍ガイドブック」などは、「四群点数法」を実践する方には必須の書物です。

3．行政発行の各種資料

最近では、「食事バランスガイド」「健康日本21の図表」など、送られてくるパンフレットや資料を活用しましょう。

有料の図書としては、『国民健康・栄養調査報告』や『国民衛生の動向』（共に厚生労働省）などには、健康生活に役立つ資料がたくさん収載されています。

4．外食カロリーブック

外食のメニューがどれくらいのエネルギーがあるかを示すときに重宝します。現物の写真が出ているので、クライアントの興味を引きます。

5．食品交換表

病院などで置いていないところは少ないと思いますが、いつでもクライアントに見せられるように、食事相談担当者用としても1冊は手元に置きましょう。使い過ぎてボロボロになる前に買い換えを忘れずに。

6．手づくり図表やポスター

食事のバランスを示す表（四群点数法や食品交換表のポイントとなる部分）をわかりやすく、大きく書き直して、プラスチックケースなどに入れておいて、相談のときに示します。ポスターにして、食事相談室に貼っておいたり、必要なときにホワイトボードなどに貼って示したりもします。

自作するときの注意としては、①色の使い過ぎに注意する、②用字用語（表記法）に注意する、③あまり稚拙なイラストや文字では逆効果、④同じものをいつまでも貼っておかない、などです。

34 食事相談に活用したいグッズ

出し方、見せ方のコツ

食事相談は言葉を中心とするコミュニケーションですが、これに関連グッズを加えると、"話が見えてきて"クライアントにより多くの情報を、より記憶しやすい形で伝えることができます。言葉とグッズとの相乗効果は、足し算ではなく掛け算的な効果を上げられます。

効果的な使い方のコツをあげてみます。
1) 最初から出しておかずに、話題の展開に合わせて、「これなんですけれど」「実際に使ってみますね」と、タイミングよく示します。
2) そのためには、そのセッションで使いそうなグッズを用意しておきます。最初から出しておくのではなく、見えないところに置いて、突然出してくるほうが意表を突く感じで効果的です。物によっては、さりげなく近くに置いて、クライアントに「あれはなんですか」と疑問をいだかせる方法もあります。
3) 一度にいろいろなグッズをテーブル上に置かないこと。1つを使ったらそれを脇に片づけてから、次のものを出すようにします（効果が相殺されないために）。
4) 「それ、私もほしいです」と言うクライアントもいるので、入手方法も考えておきます。あまりかさばらないものは、あらかじめストックしておくのもよいでしょう。

活用しているグッズ

以下に、すでに活用しているグッズの説明をします。

1．体重計

健康管理の原点ともいうべきグッズ。多忙な方には、自分を見つめる機会になります。測定結果を記録し、グラフ化し、それに色づけするなど、測定結果の活用法まで話題にします。

最近は、体脂肪率、内臓脂肪レベル、筋肉量、基礎代謝量までもが測定できる機種もあり、さらに、各データをパソコンに取り込み、グラフ化できる機能を持つものもあります。メーカーによっては、そのデータを使って健康サポートをするオプションもあります。クライアントに実物を見せると、「ほぉ」と言って関心を示します。

クライアントが多い施設であれば、メーカーからデモンストレーション機の提供を受けるよう、交渉してみてはいかがでしょうか。

2．歩数計

健康行動を引き出すスタートラインとなる器具です。

この器具も進化していて、歩数だけではなく、活動レベルに応じた数値や消費エネルギー量が表示されたり、パソコンにデータを取り込める機種などもあります。これらにもオプションで健康相談が受けられるサービスがあります。

3. メジャー

　古典的な道具ながら、最近流行の病気（メタボリックシンドローム）を予防するためのグッズです。最近は、金属のメジャーが出回っているために、布製のものの用意がない家庭が多いようです。最近の健康診断では、胴囲、腹囲の測定が追加されたことも話題にしましょう。

4. 秤（はかり）

　食材についての重量感覚を持つクライアントはごくわずかです。「体重が気になるのなら、食べるものも量ってみましょう」のように、食材を計量する意味について話します。

　「四群点数法」や「食品交換表」（37ページ）を実行する場合、1点80キロカロリー当たりの重量を量っておくと、食品のエネルギーに対する感覚が磨かれます。「食卓近くに置いて、お茶椀1杯のご飯の重量などを量ってみると、ご家族とのコミュニケーションにもプラスに……」などと説明します。

　「ポケッタブル」などといわれる、手の平サイズの秤も市販されています。

5. 計量カップ、計量スプーン

　調理や調味料の塩分などの話になったときに欠かせません。クライアントがこのグッズを持っていると、途中から非対面のサポートに変わったあとでも、電話やパソコンでも、食材の量を正確に伝えることができます。

6. フードモデル

　見慣れた食品も、フードモデルを使うと関心を深めることがあります。食品の群別の意識を深めるときなどにも使います。

7. パソコン、パワーポイント

　1～3人ぐらいのクライアントであれば、机の上のパソコンを一緒に見ながら、講演会と同じように、グラフやデータ、写真、図やイラストなどを示すことができます。いつもと違った視点で話すことで、クライアントの目を引きつけることができるでしょう。

8. デジタルカメラ（またはカメラつき携帯電話）

　パソコンとセットで使います。

　クライアントに食べ物を撮影してもらったり、日頃の見聞を撮影しておいて、クライアントに見せたりします。

　クライアントから食事の映像記録を送ってもらって、それを栄養士が診断するというビジネスも増えています。

　食事相談担当者が撮った写真は、専用アルバムに保存して、クライアントに送るチラシや、組織で作る新聞づくりなどにも応用できます。

9. 筆記用具

　案外手薄になるのが筆記具です。

　字が太く書けるもの、色づけできるものなどを用意しておいて、記録のチェック、重要部分の強調などに使います。色彩を使うことで、クライアントのモチベーションアップにもつながります。

　大きめのメモ用紙もたっぷり用意しておいて活用しましょう。

10. ホワイトボード

　人数にもよりますが、重要と思った点、強調したい点を話しするだけでなく、板書（ばんしょ）する（ボードに書く）ことも、クライアントの集中力を高めます。

　掲示するものをホワイトボードに貼っておくと、部屋に入って来たクライアントの目を引きます。

　ホワイトボードのマーカーも、3色ぐらいは常備して、適宜使い分けます。マーカーのインク切れがないかは事前にチェックします。

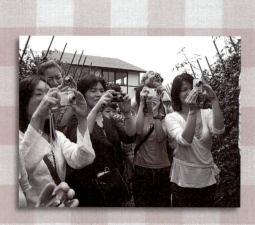

デジカメを効率的に食事相談で使う
「記録として食事を撮る」
「ホームページの写真を更新する」など
デジカメはいまや必需品。
写真は「写真表現力スキルアップセミナー」の風景。
(撮影:影山なお子)

第5章

健康な人との食事相談

35 「スリムになりたい」という人との食事相談（1）

「やせる必要はない？」

『平成28年 国民健康・栄養調査結果の概要』によれば、現在BMIが18.5未満の人（いわゆる"やせ"）の割合は、20〜29歳の女性で20.7％、男性では4.4％となっています。

厚生労働省は、国民の健康向上を目的として『健康日本21（第二次）』を策定しました。これは、2022年までに達成すべき項目をあげ、それぞれに目標値を示したものです。ここには、20歳代女性のやせ割合を減らすことも含まれていて、20％以下にするとしています。

食事相談の場には、肥満でも生活習慣病でもない若い女性が、「ダイエットをしたい」といって来訪されることがあります。そんなとき、「それ以上やせる必要はないのでは？」「いまのままでいいんじゃないですか」のような対応をしてしまった、という話を聞きます。いわば門前払いでしょうか。

「スリムになりたい」というクライアントからの相談に対して、「食コーチング」では別の対応を考えています。

スリム志向を悪いとする理由

女性のスリム傾向をよくないとする理由には、次のようなことがあげられます。
1) 栄養状態の低下による、体力・気力の低下、子どもでは発育阻害。
2) 出産の際の母体や子どもへのリスクが大きくなる。
3) 低栄養によって、将来、骨粗鬆症になりやすくなる。
4) 摂食障害（拒食症など）になるリスクが増す。

およそ、以上のような理由がスリム志向の女性に向けられる警告です。

リスクがあるならば相談を

しかし、1) の「低栄養化への懸念」以外の3点には、不確かな点もあります。

2) の出産へのリスクについてはゼロとはいえないでしょう。とくにスリムで低栄養状態のまま、急に妊娠するような場合です。低栄養の母親から生まれた子は、生活習慣病のリスクが高いとの報告もあるようです。しかし、スリム体型の人はイコール低栄養と見るのは誤りでしょう。

3) の骨粗鬆症へのリスクに関しては、日本骨粗鬆症学会も、「ダイエット経験」を骨粗鬆症のリスクの1つとしてあげています。しかし、若いときの低栄養やスリム体型が、そのまま中高年に移行するものではないことは、『国民健康・栄養調査報告』を見れば、女性の肥満割合が加齢とともに増加することでもわかります。つまり、幸か不幸か、中年太り傾向は続いていて、骨粗鬆症へのリスクを減らす役割をしている

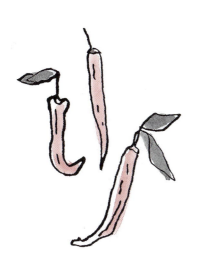

ようです（肥満がイコール過剰栄養とはいえませんが）。

4）のスリム志向が摂食障害に直結しているというのは誤りで、摂食障害の原因は、もう少し心理的なものであり、家庭環境によるものの多いことは関係書によって記述されています。

スリム志向は女性の文化か

さて、1）のスリム志向によって起こる低栄養状態についてですが、前述のようなリスクがあるのであれば、なおさら、食の専門家による「栄養的に充実したスリムボディ」のためのサポートが求められるのではないでしょうか。

スリム志向は、食事相談担当者の「それ以上やせる必要はない」の一言でブレーキがかかるものではありません。食事相談に応じてもらえなかったクライアントは、結局、自己流のウエイトコントロール法を選ばざるを得なくなり、問題は少しもよくなりません。

一般にスリム志向は、「マスコミがあおるため」と考えられています。しかし、この見方には異説があります。約40年間、女性の栄養問題を見つめてきた大橋禄郎氏の説を紹介しておきましょう。

「マスメディアがダイエット情報を提供するのは、そこにニーズがあるからである。マスメディアがスリム志向をあおったというのは、原因と結果との読み違えであろう。国民のニーズがないものは、マスメディアがいくらあおっても、なかなか反応がない。たとえば、貧困や犯罪、戦争などはマスメディアがキャンペーンで訴えても実効は少ない。

イギリス、アメリカ、イタリアなどでは、ファッションモデルのスリム傾向が問題にされているが、スリムなモデルも、先進諸国の働く女性のニーズを反映したものと考えられないか。かつて、発展途上国では、女性はぽっちゃり型が歓迎された。家庭を守る母親をイメージした体型である。しかし、近代化が進み、女性が社会進出をするとスリム化が起こる。それは都市型体型といえる。それは、キビキビと働く有能な女性らしさを表現するボディメッセージではなかろうか。

そう考えると、スリム体型は女性の選んだ文化といえる。それは20年、30年という時間をかけて発展を続けて今日に至った。その間、ずっと『必要以上にやせるな』といわれてきたが、スリム化にブレーキはかからない。一時的な流行ではないからであろう。グローバリズムは、この文化を世界の女性に広げつつある。この流れは、たぶん逆戻りはしない」

これもスリム傾向についての独自の解釈の1つといえるでしょう。

36 「スリムになりたい」という人との食事相談（2）

よりスリムになりたい人

　「食コーチング」は、「健康な人には、より健康になってもらう」ということを基本的な考え方としています。

　「スリムになりたい」と願う方を受け入れるのは、その方の健康度を高めることが目的です。けっして、スリム体型こそが至上のものと考えるわけではありません。

　現在、「自己流ダイエット」や「誤ったダイエット」を選ばざるを得ないのは、正しいウエイトコントロールの方法を教えてもらえないからでしょう。

　厚生労働省が策定した『日本人の食事摂取基準』に従って食生活を整え、健康を保ちながらスリム体型を保つことは不可能ではありません。

　スリムであるかないかという以前に、どの程度の割合の人が、自分の食事摂取基準を持って、食生活という海を航海しているのでしょうか。

　どのような理由であれ、食事相談担当者に、食事に関する質問をしてくれたことは、クライアントにとっても、食事相談担当者とっても、そしてややオーバーになるかもしれませんが、人類にとってもチャンスだと思うのです。

　現在、メタボリックシンドロームや生活習慣病に関して相談に来る中高年の方々は、「昔はこんなに太ってはいなかった」と言います。

　よりスリムになりたいと希望する方は、若いうちから、その「昔の状態」を維持したいと言っているのですから、それは生活習慣病予防のスタートを意味するのではないでしょうか。

　このようなスタンスで接するのであれば、小学生でも中学生でも、食事相談に来ることを歓迎することはあっても、門前払いすることはあってはいけないことです。それは食事相談担当者の職務放棄にもなりかねません。

やせたい理由はいずれわかる

　クライアントが標準体重であったとしても、あるいは標準体重以下であったとしても、「やせたい」という食事相談の依頼があったときは、その方にとっての「必要性」を受け入れることから始めます。「やせたいと思っていらっしゃるのですね」と優しく受け入れます。

　このときカウンセリングの手法としては、「どうしてやせたいんですか」と、動機を確認したいところですが、体重を減らしたいという方には、現在の体型や体重に関係なく、この問いかけは避けたほうがよいでしょう。

　とくに、現在すでにスリムに見える方の場合は、これまでに、周囲の方から「やせる必要ない」と言われ続けてきた可能性があり、そういう方にとっての「なぜ？」は、

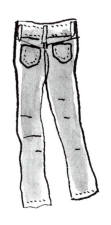 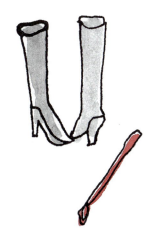

非難の問いかけと感じるかもしれないからです。

　医師の指示や、健康のことを考えてやせたいという方の場合は、こちらから尋ねなくても、自分から理由を話すものです。

目標体重のほうを尋ねる

　さらにいえば、現在の体重を尋ねるのも、少し間をおいたほうがよい場合もあります。自分でも標準体重のことは知っていることが多く、それを承知で、もっとやせたいと思っている自分を恥じらっている場合には、現在の体重を聞かれることはうれしいことではありません。

　そこで、最初に「おやせになりたいのですね？」と受け止めてから、「目標体重をイメージしていらっしゃいますか」と尋ねます。

　この問いは、その段階ですでにクライアントの味方であり、その方をサポートする意志があることを伝える効果があります。ここで信頼関係ができると、以後の食事相談がやりやすくなります。

　サポートの基本的な進め方の1例をあげておきましょう。

1．目標体重の確認

　適当かどうかの判定はせずに、その目標を何か月くらいで達成するかを話し合います。このとき、現在の体重を測ります。

2．目標達成のための条件の検討

　その目標のためには、何をしなければならないか、何をしてはいけないか、一般論を提示します。何をどれだけ食べるか（食事の摂取基準36㌻）については、ここで示し、勉強をします。3か月コースの場合、6か月コースの場合などのメニューを示し、できそうなものを選んでもらいます。ただし、目標達成後の維持期間を設けておきます。

3．スタート

　食事摂取基準に従って食事相談を定期的におこないます。勉強も続け、健康意識の向上を図ります。

4．目標達成後

　目標体重に達しても、最初に決めておいたとおり、食事相談を継続します。いわゆる「ダイエット期間」という考え方はしません。一生がウエイトコントロールの期間です。

37 「標準体重」をどう考えるか

体格指数のいろいろ

人の体脂肪率を評価する指数には、カウプ指数（乳幼児）、ローレル指数（児童）、BMIがあります。現在、18歳以上の人に用いられているのは、BMI（Body Mass Index）で、身長と体重の身体計測値を組み合わせる次の式によって算出します。

体格指数

18歳以上：BMI＝体重（kg）÷身長（m）^{2}
乳幼児：カウプ指数 　　　　＝体重（g）÷（身長cm）^{2}×10
児童：ローレル指数 　　　＝体重（kg）/（身長cm）^{3}×10^7

BMIでは25以上を肥満とし、カウプ指数では20以上、ローレル指数では160以上を肥満としています。

これまでの標準体重を計算する方法には、下に示すようにいろいろな方法が考え出されてきました。

ある集団の身長別体重の分布を調べ、その平均値や中央値などから標準体重を決める方法や、身長別に死亡率や罹病率を調べて、それらが最低になる体重を標準体重とする方法もあります。

日本では前者の方法として、厚生省が発表した「肥満とやせの判定表」（1986年）があります。後者の方法としては、現在もっともよく使われているもので、BMI＝22の体重が標準体重とする日本肥満学会の最新の方式があります。

一般には「標準体重」という言葉が使われていますが、体重だけで健康度を判定することには無理があるため、今日では、それを「標準」とすることを避けています。「平均的体重」とか「普通体重」とかが使われますが、この言葉も使い勝手がよいとはいえません。

これまでの標準体重算定式

日本肥満学会：標準体重＝身長（m）^{2}×22
その他 ・ブローカー・桂の変法： 　＝（身長－100）×0.9 ・松木の標準体重表 ・箕輪の標準体重表 ・厚生省（当時）の標準体重表 ・明治生命の標準体重表

「標準体重」を使うメリット

標準体重を使うメリットとしていくつかあげてみます。
1) 医療行為をおこなわなくても、ある程度の栄養状態を判断できる。
2) クライアント自らが体重管理をおこなうことができる。
3) クライアントの摂取エネルギーをある程度予測することができる。
4) 低栄養の人を早期に発見し、早期に治

「普通体重」の年代別割合（2006年）

年代（歳）	20〜29	30〜39	40〜49	50〜59	60〜69	70以上
男	70.9	62.3	63.9	63.6	63.3	70.3
女	70.6	74.1	75.6	69.9	65.7	65.0

療をおこなうことができる。

最初から標準値を求めない

『国民健康・栄養調査結果の概要』では、BMIが18.5以上で25未満の人を「普通体重」としています。その範囲の人が、従来の「標準体重」に近いものと考えることができるでしょう。

これで見ると、「普通体重」の人の割合は、各世代とも60〜70％台ということがわかります。とかく「横並び」といわれる日本人の平均傾向が、ここにも現れているような気がします。

そして食事相談担当者は、相手構わず「平均」や「標準」を求めます。その対応姿勢もまた平均的です。

BMI 22は理想体重ではない

しかし別項（80㌻）でも触れたように、BMI 22を目標にはしていない人もいます。食事相談担当者は、すべての人が健康志向であるべきと考えますが、そういう価値観で生きてはいない人も少なくありません。たとえば、オフィス勤めや接客の多い女性などです

その現実を知ること、そういう人ともコミュニケーションをはかることは、クライアントに迎合することにはなりません。

目標はクライアントの健康行動の定着、そしてハッピーな人生です。だからこそ出会いを大事にし、次への発展を目指すのです。いま「標準体重」以下の体重をイメージしている人でも、ライフスタイルが変われば、別の体重や体型を求めるようになります。

ここで、標準体重についての考え方をまとめておきましょう。
1）BMI 22を理想体重のように考えない。体重だけが健康・不健康の判断基準でないことを認識しておく。
2）「標準体重」は不変のものではない。過去にも、いろいろな算定方法が提案されてきたように、時代とともに基準は変化するのが普通。
3）高齢者の場合は、一律にBMI 22を求めると低栄養のリスクが大きくなることもあるので、個人差を見極める。

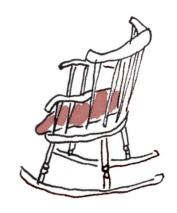

第5章 健康な人との食事相談

38 食品に健康効果を求める人には

「だれだれが、こう言った」

「お友達が、○○を食べたら血圧が下がったと言うのですが、どうなんでしょう？」「テレビで、◎◎さんが、○○を食べて便秘を治したって言っていたのを見たのですが、どう思われますか」

食事相談担当者なら、このような質問をしばしば受けることでしょう。

食コーチングでは、このような質問に対して答えを急ぎません。まずその内容を確かめます。このとき、疑い深い表情ではなく、あくまでも興味を持っているという表情で対します。

「そのお友達は高血圧症なのですか。血圧はどれくらいの数値なのですか」

もし、詳しいことを知りたいようであれば、「今度、詳しくお聞きになってみてはいかがですか。お役に立つことかもしれませんよ。そのことについて、ご一緒に考えてみましょう」とすすめます。

ここで確認しておきたいことは、たとえば、その友達の高血圧の発症時期、病院にはどれくらいの間隔で行っているのか、医師にも相談のうえでその食品を食べているのか、いつから、どれくらいの量を、どんな食べ方で、効果が確かめられたのは食べ始めてどれくらい経ってなのか……。

時と場合で確認項目は調整します。

ずいぶん手間のかかる仕事が増えたように思うかもしれませんが、そうした行動を通じて、食品の健康効果や薬学的効果について学ぶことに意味があります。

からだで覚えたことは忘れませんし、その知識や体験は、ほかの食品について考えるときにも役に立ちます。

テレビ情報への対応法

テレビの健康情報のいかがわしさは、ねつ造番組などによって、自らが信用度の低さを証明してくれたりします。

しかし、それも一時的なもので、またテレビ情報を信じる人の割合は増えてゆくことでしょう。

さて、前述のケースのように「テレビで言っていた」という情報についても、いくつかの問いかけをします。

「どこのチャンネルですか」「どういう番組ですか」「その方はどういうお仕事をなさっていらっしゃる方ですか」「そこには専門家の方も出ていらっしゃいましたか」などです。

ここでも、クライアントに健康情報の信憑性を確かめるときの手順を体験してもらうようにします。

このほか、「私も知らなかったことなので本で調べてみましょう」「○○さんも主治医に直接お尋ねになってはいかがですか」とすすめます。

ただし、「便秘を緩和する」という情報を持つ食品が、「1日に何をどれだけ食べ

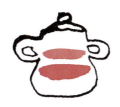

るか」(36ページ)の摂取の目安に入っているものであれば、1日の摂取量の範囲で、大いにすすめてよいのではないでしょうか。

特定保健用食品の効果

食品には次のような機能があるとされています。
- 1次機能——生命維持、栄養機能
- 2次機能——食事を楽しむという味覚・感覚機能
- 3次機能——生体の生理機能の変調を修復する機能

1991年9月から導入された特定保健用食品の制度は、上記のうち3次機能に着目したものです。ここでは「特定保健用食品」について、次のように定義しています。

「食生活において特定の保健の目的で摂取する者に対し、その摂取により当該保健の目的が期待できる旨の表示をする食品」

薬ではありませんから、生理効果について過大な期待することがないようにとか、食品の代わりに食べることは好ましくないとか、の表示がパッケージに印刷してあるのが普通です。

しかし、心理効果については本人以外には評価しにくいところがあり、それが食事相談担当者を悩ます一因となります。昔から「イワシの頭も信心から」(イワシの頭のような価値の低いものでも信じる人にとってはありがたい)といわれるように、本人が「効果がある」と言えば、第三者には否定しにくいばかりか、否定すると人間関係にひびが入ることもあります。

この場合は、「私も勉強をしたいので、今度パンフレットか何か、ありましたら持って来てください」とお願いします。

「からだによい」と思われることについて勉強することは、「健康行動」の1つです。結果はどうであれ、そのモチベーションを大切にしたいと思います。

クライアントとの対応の仕方

食品に健康効果を求めるクライアントに対応する仕方をまとめておきます。

1) クライアントが興味を持った食品については、否定的な態度で接しないようにします。一緒に学ぶ姿勢を持ちましょう。それも自分の財産になります。

2) 生理効果だけを見ないで、心理効果も見ます。からだに有害なものや、極端に量が多い場合、ほかの有用な食品の摂取量が減ってしまう場合でなければ、ますます反対する理由はありません。

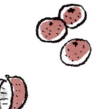

39 「頭がよくなる食品」について意見を聞かれたら

食のなんでも相談係

　「青み魚は食べると頭がよくなる」「カルシウムが不足すると情緒不安定になる」などの説に対して、意見を求められたことはありませんか。

　また「ウナギと梅干し」「コンニャクとキュウリ」「天ぷらとスイカ」「トウモロコシとハマグリ」のような、昔からの食べ合わせとか、「秋ナスは嫁に食わすな」「カキ（柿）が赤くなると医者が青くなる」とかのことわざの解釈を、食事相談担当者に持ち込む方もいます。

　食事相談担当者には栄養士が多いと思われますが、医療、基礎医学、生理学、薬学、漢方、農芸化学、食品化学、食品学、看護学、文学、民俗学など多岐にわたっているので、専門によって解釈も異なることでしょう。それぞれが「科学的解釈」としながらも、専門によって真実が幾通りにも分かれてしまうというのが、おもしろいところかもしれません。

食コーチングでの考え方は

　食コーチングによる食事相談では、これらの問題については次のように考えます。
1) 人の健康は、いろいろな食品の長所を補完的に利用することによって維持されている。したがって、普通の食事をして健康を保っている人の健康向上に、1食品が劇的な作用をするということはないと考える（低血糖の人に砂糖を与えたり、不眠傾向の人に酒を与えたりしたときの効果は、一過性であって持続的な健康効果とは考えない）。
2) 「頭がよくなる」「肌が美しくなる」などという場合、「頭がよくなる」とはどういうことを指すのか、前提がはっきりしていないので客観的に評価はしにくい。記憶力をいうのか、有名校に入る能力をいうのか、人生への適応力をいうのか、あるいはそれらのすべてをいうのか、その定義がないときは食品の効果を論じることはしない。「肌が美しくなる」という場合も同様だが、肌の場合は心理効果が出ることもあるので、食品そのものの効果をどこまでとするか、その判定はしにくいところ。
3) 特定の食品の効用を信じている人に対しては、以上の考えを説くことはしない。その食品をとることが、医学的、栄養学的に危険でない限り、その考えを否定しない。その人の考え方を前提として、1日の食品構成（何をどれだけ食べるか）を考える。食事の真のバランスということを理解すれば、1食品への過度の期待は和らぐことが多い。

「フードファディズム」とは

　「最近の子どもがキレやすいのはミネラル不足のため」「お弁当箱の中にうどんの

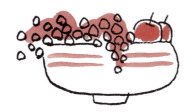

玉だけ入れて来る園児は、落ち着かない子だった。それほど食事と子どもの心身の健康とは密接な関係がある」などの論説が、大新聞に載ります。素人の発言ではなく、食の専門家や学者の論説なのですから驚きます。

食品や食事の影響を過度に健康と結びつける「フードファディズム」は、昔からどこの社会にも存在し、それなりの市民権を得ています。

「food faddism」とは、「健康状態をなんでも食事や食品と結びつけるご都合主義」と定義することができるでしょう。英和辞書によると、「fad」の意味を「(軽蔑的に)気まぐれ、一時的流行」とし、「faddist」とは「物好きな人、気まぐれ者」のこととしています。

「最近の子どもがキレやすい」という説の場合、「キレやすい」とはどういうことか、それを示していませんし、仮にキレやすいとしても、その原因をミネラル不足とするデータはあるのでしょうか。その説に従うと、戦中・戦後の食糧不足のときの日本人や、いまも地球上に数億人は存在するといわれる飢餓に苦しむ人たちは、みんなキレていなければなりません。

弁当に「うどんの玉」だけしか入れて来られなかった子どもの両親は、どんな生活をし、子どもとはどんなコミュニケーションをとっているのでしょうか。肝心の家庭環境を見ることなく、弁当の中身だけを心身の健康と結びつけてしまう、その短絡的な解釈には驚きます。

こうした解釈を、オピニオンリーダーが堂々と発表するのですから、食事相談担当者の情報環境は危険がいっぱいといわなければなりません。

油断していると、食事相談担当者もフードファディズムを拡散する当事者となってしまいます。

フードファディズムを素材に

食事相談担当者としては、クライアントから「〇〇は目にいいそうですね」とか、逆に「食品添加物を使った食品を食べていると骨粗鬆症になりやすいんですか」などの問いかけに接したときは、そのことの是非を即答せず、食を考えてもらう絶好のチャンスと考え、クライアントの勉強のサポートをしましょう。

「日本人は眼鏡をかけている人が多いけれど、みんな〇〇を食べていないからなのかしら。1日の摂取量を調べてみましょうか」

こんなところから、お互いの視野が広がります。

40 スポーツ選手との食事相談

「スポーツ栄養」へのニーズ

　「スポーツ栄養」というジャンルがあって、その食事相談などに当たる専門職を「スポーツ栄養士」と呼んでいます。しかしスポーツをする人の数に対して、スポーツ栄養士の数は少なく、圧倒的に不足しているのが現状です。

　筆者のように「スポーツ栄養士」を名乗っていない者にも、プロのスポーツ選手から相談があるのは、選手の数と、スポーツ選手に対応できる食事相談担当者との数のアンバランスによるものでしょう。小・中学生のスポーツチームからプロのスポーツ選手に至るまで、食事相談に対する潜在的ニーズはあると思います。

　スポーツ関係者側には、食事相談担当者にアクセスするための情報や手段がないこと、栄養士側からは、スポーツ選手の食事相談を引き受ける旨のアピールがないことなどの事情によって、両者の出会いはなかなか果たされていません。順序としては、まずは食事相談担当者側からの働きかけが必要でしょう。

初めての選手サポート

　食事相談担当者としては、選手へのサポート経験の有無にこだわらず、「少しでも選手の食生活を向上に役立つのであれば」という考え方で、次のような方法でサポートを引き受ければよいと思います。

1) 「スポーツ栄養」という特殊なジャンルがあるかのように思い込まないようにする。プロのスポーツ選手も含めて、日常の食事が根本から異なるということはないので、まずは一般のクライアントに対するのと同じように接する。

　要は、クライアントの望むところまでサポートさせてもらうことを考える。そのとき、食事相談担当者のスポーツの経験の有無は絶対的条件にはならないと思われる。

2) 「スポーツ選手」をひとまとめに考えないようにする。対象別にあげれば、プロ、ノンプロ、ハイアマチュア、アマチュア、大学生、高校生、中学生、小学生、幼稚園児などがあるし、種目別にいえば、球技、陸上競技、格闘技、ウオータースポーツ、ウインタースポーツ、武道、健康法、趣味などと、たくさんの数がある。

　それぞれの種目や、選手の運動量などによって力点が異なることは当然だが、その場合も、まずは日常の食生活向上を考えよう。とはいえ、競技選手自身は、「試合のため」「勝つため」「レベルアップのため」を真っ先に考えるもの。そこで「試合前」を意識しつつ、さりげなく「平時」の強化への関心も高めてゆくようにする。

3) スポーツ選手に限らず、食事は心理状態とかかわるところが多いが、スポーツ

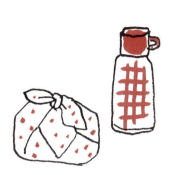
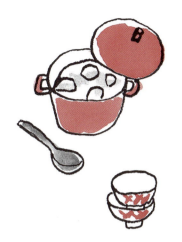

選手に対しては、いっそうメンタル面（心的、心理的）に配慮したサポートが求められる。試合前には髭を剃らない、勝った日の道を歩く、「勝つ」ためにカツ丼を食べるなどの「験」（縁起）をかつぐほど、デリケートな心理状態にある。これらに共感し、食を通してタフな精神力づくりのためのサポートをする。スポーツ選手の心理状態も、栄養学と同じように立派に科学の対象になり得る。

サポートするときの注意点

1. クライアントの考え方にも理解を示す。

選手同士で話題にしている健康法や栄養知識には、怪しいものもあります。しかし、それを否定せず、なぜそう考えるのか、その情報の出どころはどこか、選手同士が共有している話題なのかなどを確かめます。選手間の話題をキャッチしながら、少しずつ科学的な考え方をアドバイスします。

2. ときには、はっきりと示す。

食コーチングは、クライアントの自発性を引き出しながらサポートを進めますが、若い選手の中には、「どちらにするかはコーチが決めてください」「こうしろって、言ってもらったほうがいい」と、結論を求める人もいます。この場合は、「ではこのことは私が決めます」としますが、それが通常パターンにならないようにします。スポーツコーチと食コーチとの違いは、経験によって覚えてもらうしかないでしょう。選手生活に比べると、食生活は圧倒的に長いので、自分で判断し、自分で実行する習慣を少しずつつけてもらいます。そのことは、選手としての強さを増すことはあっても、減ずることはないでしょう。

3. 監督やコーチの意向を確認する。

食事相談担当者としての提案は、チームの監督やコーチの意向に反しないようにします。

たとえば、選手から「プロテインは飲んだほうがいいのでしょうか」と聞かれた場合、「監督はプロテインについて何かお話されているのですか」とか、「コーチにそのことをお話しなさったのですか」とかと、確かめるようにします。

第5章 健康な人との食事相談

41 栄養士や医師、食事相談担当者などとの食事相談

専門家とはどんな人たちか

　いわゆる専門家との食事相談の機会は、珍しいことではありません。人は自己管理が得意とはいえませんから、専門家が専門のことで他の人のところへ相談に行っても、前に述べたように（48ページ）、少しも不思議ではありません。そのことをしっかりと認識しておく必要があります。

　対象となるのは、栄養士、医師、保健師、スポーツインストラクター、そのほか健康関連の有資格者などです。

指導でなくサポートが仕事

　専門家の食事相談に応じることになったとき、「（クライアントは）栄養士だから、いまさら私が話すことなんてあるのかしら？」「お医者さんだったら、知っていて当然なのに」のような先入観を持たないようにします。

　普段、クライアントに対して「教えてあげる」「指導する」という意識を強く持っていると、専門家からの食事相談に応じるときに、「プロに教えてあげることなんて、ないはず」と考えてしまいます。

　食事相談とは、何かを教えてあげる仕事ではなく、人をサポートする仕事です。「わかっているけれど実行できない」という状態は、だれにでもあることです。それを実行に移せるようにサポートするのです。したがって、クライアントが糖尿病の権威であれ、大病院の看護師長であれ、それはあまり大きな問題ではありません。大事なのは、クライアントとして、その方がどういう問題でサポートを望んでいるのか、という点です。

一般のクライアントとして扱う

　食事相談の専門家でも、たとえばスポーツ施設に勤務する方とか、職場の健康管理室などに属する方とか、そのポジションによって、知識や考え方がずいぶん違っていたりします。

　スポーツをする人のサポートはしていても、生活習慣病については不案内、産業医と一緒に仕事をしていても「食育」についてはまったくわからない、というようなことはよくあることです。

　医師の場合も呼吸器、外科、診療内科、泌尿器、あるいは歯科医師など専門が異なれば、食事に関して注意が行き届かないということがあります。

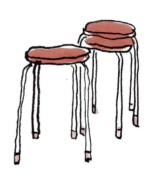

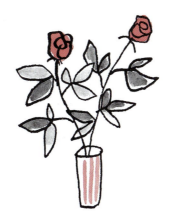

　ですから、あまり専門家として扱いすぎると、かえってクライアントは自分を恥じることにもなります。原則として相手を「先生」とは呼ばず、普通のクライアントと同じように、「○○さん」と呼びます。

　また、「このことはご存じですよね」などの決めつけ発言は控え、「このことについては、どのようにお考えですか」と問いかけます。もし、クライアントが知らなければ、「それについては知らなかったですね」のように答えるでしょう。これによって、多少は抵抗感が和らぐのではないでしょうか。

　知識ということでいえば、筆者の経験では、「食事のバランスとは何か」ということについて、具体的な論拠を持っている方は少ないようです。それを示すことで、「いままで見えなかったものが見えてきた」と言ってもらえることがよくあります。

間接的な相談には対応しない

　医療関係者などとの食事相談のとき、話がその方のクライアントに及ぶことがあります。

　「そうか、食事を定刻にとる意味というのは、そこにあったのですね。私の患者さんには、夜勤がよくある人が何人かいるんだけれど、そういう人にはどんな注意をしたらいいのかしら」

　こんな質問には、つい身を乗り出して答えたくなりますが、クライアントの、そのまたクライアントの話にまで発展すると、そのセッションの意味があいまいになってきます。その理由を次にあげてみます。

①与えられた時間内に、クライアントとの食事相談が十分にできなくなる。
②"ついでに"クライアントのクライアントの相談に乗ることは、食事相談の意義や独立性をあいまいなものにする。

　以上２つの理由で、偶発的な一度に２人の食事相談はおこなわないようにします。ここにいないクライアントは、自分とは接することがなく、その方の背景を把握することはできませんし、それに答える立場でもありません。

　このようなときは、簡単に答えてから、「きょうは○○さんのことにお時間を使いましょう」のように提案します。

　食事相談は、１セッションごとに定価がついています。その商品価値を売り手である食事相談担当者がしっかり意識しておくことは、この仕事を誇りとするプロ同士の当然のルールであると思います。

42 サプリメントについての食事相談

サプリメントとは何か

「サプリメント」とは「栄養補助食品」のことを指しますが、厚生労働省としては、栄養素は食事で摂取できるという前提があるせいか、自らがこの言葉を使うことをよしとせず、「いわゆる栄養補助食品」などとして使っていました。現在も、「国民健康・栄養調査」のときに、国民がどれくらい栄養補助食品を利用しているかを調べていますが、このときにも「栄養」を省いて、単に「補助食品」としています。

このように、日本での呼称は、いかにも使い勝手が悪いため、アメリカ由来の「サプリメント」という呼称が一般名として広まったと思われます。

簡単に定義すれば、「ビタミン、ミネラル、アミノ酸など、栄養素を1種類以上含む、薬効を謳わない食品をいう。形状はカプセル、錠剤、粉末、液体、半液体などがある」ということになるでしょう。

栄養以外の目的もある

「食品」は噛むことによって味を楽しむか、液体ではのど越しのよさを楽しみますが、サプリメントの場合は味覚を第一条件とはしていません。そのため、実質は「食品」と「薬」の中間に位置する「半食品」ということになるでしょう。

また、「1種類以上の栄養素」という場合、食品成分表に記載されていない栄養素や、若さや皮膚の健康を保つと「いわれている」成分を"売り"にしている商品も少なくありません。このような実態のため、学者や医師の中にはサプリメントに懐疑的な方も多く、「必要な栄養は食事でとれる」ことを強調します。

健康行動として評価することも

以上のように位置づけがむずかしい食品ですが、食事相談の現場でも、「健康のためにサプリメントを"服用"しています」と言う方に出会います。そんなとき、従来の応じ方は、「それよりも食生活の見直しが先決です」というものでしょう。

しかし食コーチングでは、サプリメントに関心を示すことも健康意識の表れと考え、それを肯定的に受け止めます。

実際、即断的に否定することが、そのクライアントにとって、健康上プラスになるとは思えないケースもよくあります。

ある医師は、とても高価なサプリメントを「2種類飲んでいる」と言い、「僕は胃がんでね。全摘したんですよ。だからこういうものでもとって、なんとかしたいんです」とつけ加えました。

医学知識の豊かなはずの医師でも、栄養補給以外の何かを期待して、高価なサプリメントを服用しているという現実を目の当たりにすると、栄養面からだけ見た評価は、クライアントにとって果たしてプラス

なのかどうか迷います。

服用していない方にすすめることはないにしても、効果を期待して利用しているクライアントに対しては、健康に対するモチベーションのほうを評価して、それをよりよい方向へつなげていけるように、アプローチを続けたいと思うのです。

サプリメントを目的化するとは

サプリメントを服用するクライアントの動機を見る場合、以下のことにも着目しておく必要があります。

サプリメントは、健康向上を願って服用するものですが、難病をかかえている方、日々の生きがいが定かでない方、心身の疲労やストレスの緩和法が見つからない方などの中には、高価なサプリメントを飲むことによって、それらのことを緩和している方もいます。

つまり、健康向上の「補助」や「手段」として使うための食品を、目的化して（生きがいの1つとして）利用する例もあるということです。その目的のためには、サプリメントは高額なほどモチベーションが高まるわけです。

1か月に10万円もかかるというダイエット食品を、女性が飲み続けるのも、そこに、ある種の生きがいを感じるからではないでしょうか。

それが高いか安いかは、何の対価であるのかを考えないと決められません。

クライアントへの問いかけは

食コーチングは、サプリメントの商品としての価値や市場性については不案内ですが、クライアントの心身の長期的な健康との関係という点では、無関心ではいられません。これからの長期的なサポートの中で、より適切な利用法、または利用しなくてよい方法を見つけ出してゆきます。

サプリメントを利用する人は、好ましくない食事をしている、という先入観にも注意します。好ましい食事をしながら、いろいろな健康法を実行し、かつサプリメントを利用しているケースもないわけではありませんから。食事内容についての問いかけは普通どおりにしますが、サプリメントに関しては、以下のような問いかけをしてみます。

①サプリメントを飲み始めたきっかけ
②サプリメントに興味を持った理由
③利用中のサプリメントの種類と量
④サプリメントを飲んでの効用
⑤これからの服用方針や目的、期間

食事相談担当者としては、あらゆるサプリメントについて情報を得ることはできませんから、クライアントに現物を持って来てもらって、一緒にパッケージなどを見ながら勉強をしてゆくようにします。こうすることで、食事相談の効果はいっそう高まるでしょう。

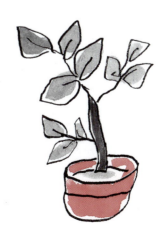

43 外国の健康法に関心を示す人への対応

否定的な評価は控える

「アメリカでは○○が常識になっている」「中国3000年の健康法」など、外国の健康法に興味を持つクライアントがいます。そういう方から、その是非について質問を受けることがあります。

このような場合、食事相談担当者としての対応法の大原則は次の2点です。

1) それについての情報を持ち合わせていないときは、そのことをはっきり言う。知っているかのような言動をしない。
2) 知らないからといって、その情報について否定的な評価をしない。

どこの国の健康法であっても、クライアントが健康について関心を持つことは好ましいことです。仮に、少しいかがわしいところがあるように思えるときでも、よほど危険性が高いとき以外は、否定的な表情をせず、まずはクライアントの考え方などを確かめるようにします。

健康法の裏に異文化あり？

食コーチングは、どんな場合でも、問いかけを重ねながらセッションを構成してゆきますが、外国の健康法を好む方の場合、その意味はより大きなものになります。その健康法が本当に聞いたこともないようなものであったりしますし、外国の思想や宗教観に基づくものであったりもします。大いに興味を引くことではありますが、そこには意識しなくても、文化や民族の対立的構図ができあがる可能性があり、心理的な衝突の力学が働く場合があります。

そういうことも予想して、問いかけの口調には配慮します。

「なぜ、外国なんかの健康法に興味を持っているのですか」などという問いかけでは、ますますクライアントは身構えるようになるでしょう。詰問するような口調にならないように注意し、心からの知的好奇心を表現します。

「あら、それ、よく知らないんです。教えてください」「お話には聞いたことがあるけど、実行している方のお話を伺うのは初めてです」など……。

外国への憧れゆえに

日本人には、外国の事物に強く惹かれる人や、逆に、日本の方式にあまり愛着を感じず、その反動で、外国の流行や方式に敏感な人がいます。それでいて、日本人の健康状態や食生活の利点には、ほとんど関心を示しません。

最近は、医師にもこのような方がいるようで、海外の新情報を紹介し、日本がひどく遅れているように公の場で話したり、記事で発表をしたりしています。こういう方に、「日本にも、立派な健康法がある」というような意味のことを話したりすると、

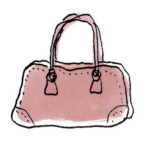

対立しかねません。

　食事相談の場合は、その段階で行き詰まるかもしれません。反論は控え、その方の実行内容や知識を尋ねます。

　このような人とは別に、外国滞在中以来の健康法である場合もあります。あるいは、家族や身近な人からすすめられたとか、商品のセールストークを信じているとか、予想もできないほど、さまざまな動機があります。

　筆者の経験では、イスラム教徒の男性と結婚したため、食事のバランスがとりにくくなったという女性の食事相談を受けたことがあります。日本に住んでいても、外国の食事法を実践する必要に迫られている場合もあるのです。

誇るべき日本人の健康度

　しかし、クライアントの話をただ聞いているだけでは、食事相談の着地点が見つからず、道に迷う可能性もありますし、評価を求められても答えようがない場合もあります。

　そこで、食事相談担当者としては、次の点を押さえておきましょう。

1) 日本は世界で1～2位の長寿国であることを考えると、外国の健康法を大急ぎで取り入れなければならないほど深刻な状態にはないこと。外国の健康法の中には、近代以前のものもあり、現代社会に適応しにくいものもあること。

2) 日本人の健康を支えているものの1つは、日本型食生活であること。つまり、ご飯を中心とする、汁、主菜、副菜という食事パターンが、日本人の健康を支えているということ（このことは、ハワイやブラジルへ渡った日本人の一部のグループが、食生活を変えたために、あまり長寿ではなかったという、京都大学名誉教授・家森幸男氏の研究が参考になる）。

3) 日本には、「国民健康・栄養調査」のような、継続的な大規模調査があって、毎年、食や健康に関してチェックをしていること。その結果は、施策に取り入れられ、教育やメディア情報に反映されていること。

　このようなことを頭に置きながら食事相談を進めます。しかし、それをどういう段階で、どの程度話すかは、クライアントごとに異なります。反応を確かめながら、慎重に、ていねいに説明しましょう。

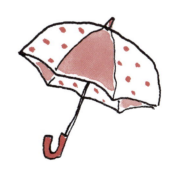

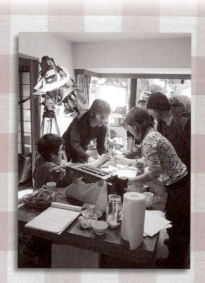

マスメディアでの発信は……
マスメディア情報に対しての発信は
根拠あるデータや資料の引用を。

(撮影：影山なお子)

第6章
症状のある人との食事相談

44 症状のある人にはどう接するか

症状がある人には接しやすい？

　知人の栄養士には、「ご病気のある方への食事相談のほうがやりやすい」という人が少なくありません。

　その理由は、症状を持つ方々は概して生活改善への意欲が高く、食事相談にも真剣に臨む場合が多いこと、そして、こちらの言うことを実行してくれること、などが考えられます。

　しかしそのことは、食事相談担当者にとって、「指導」や「指示」がしやすい、「行動変容」への意欲が高まる、という好ましくない側面があることを予感させます。

　症状のある方の中には、気弱になっていて、何かにすがりたいという気持ちの強い場合が確かにあります。しかし、そうした気持ちに合わせ過ぎると、「サプリメントをとったほうがよいか」「ご飯には麦を入れたほうがよいか」といった、一問一答的な部分にばかりこだわる食事相談になりがちです。

　症状の程度は一律ではありませんが、少なくとも自宅療養をしている方、通院が可能な方の場合、大事なことは生活習慣の見直しです。ここでも、「木を見て森を見ず」の状態にならないようにします。

医師の代役気分にならない

　症状のある方のほうがやりやすいという理由の1つに、その病気についての知識や勉強の成果が試せる、ということがあるかもしれません。栄養士の中には、医学用語を使うこと、最新医学知識を披瀝することに快さを感じる人も少なくありません。

　それはそれで意味のあることですが、食事相談担当者は医師の代役ではありませんし、自宅療養をしている方に必要なのは日々の好ましい生活習慣です。

　「サプリメントをどう考えるか」「ご飯に麦を入れるかどうか」ということが小さな

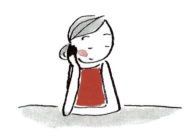

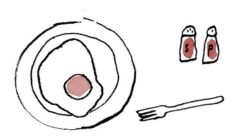

問題とはいえませんが、仕事は何か、勤務時間は、食事の時刻や場所は……、といったことを論外にして話を進めるのはバランスがよくありません。

ほかの担当者を批判しない

クライアントの中には、「前の病院の栄養士さんにこう言われたのですが、おかしいと思いませんか」などと問いかけてくる方がいます。

そういう方は、病歴も長く、自分の病気についてよく勉強しています。その知識や考察は、病気を持たない人の及ぶところではありません。自分の命がかかっているのですから当然のことです。

食事相談担当者の医学知識は、上記のように間接的にチェックを受けることがあります。そこで判定役を求められた食事相談担当者は、うっかり審判員としての発言をしがちです。「それはおかしいですよ」「その人、病態がわかっていないんじゃないかな？」などと。

前後の状況がわからないまま、ある言葉だけを取り出してコメントするのは危険です。それよりも、「今度、直接お聞きになってはいかがですか」「主治医の先生に伺ってみてはいかがですか」のように、それぞれの担当に返すほうが、担当者としては慎重であり、かつ分別のある対応です。

よい生活習慣の発見者になる

症状のあるクライアントには、病気の進行に恐怖を感じて、弱気になっている方がいます。そういう方は、「なかなか時間どおりには食事がとれないんです」とか「歩き始めたのに、体重はちっとも変わらないんです」とかのように、自分の弱点を自己申告する方がいます。

そのように言われる理由の１つとして、以前食事相談担当者に厳しい指摘を受けたことがあって、今度は言われそうなことを先取りしてしまおう、という心理が働くことが考えられます。

そんな方に対しては、「１日３回の食事は召しあがっているのですよね。それだって、立派な生活習慣ですね」「歩き始めたんですね。歩いていると頭が冴えてきて、いろいろなアイディアが浮かぶのではありませんか」のように、よい点を認めて支持するようにします。

生活習慣病の人でも、生活習慣のすべてが悪いわけではありません。ちょっとしたよい生活習慣に着目し、それを評価し持続させることは、食事相談担当者の技の１つです。よい生活習慣を見つけて、そのことを指摘すると、クライアントの顔がぱっと明るくなったりします。そのような経験を何度かしています。

45 肥満の正しい定義とBMIの説明

肥満症の正しい説明

肥満とは、過体重（overweight）とは区別し、体構成に占める脂肪組織量の過剰蓄積状態のことをいいます。

肥満の判定方法として、標準体重法、体格指数法、皮下脂肪厚（皮脂厚）法などがあります。

1997年WHOが、国際的な整合性を求め、体格指数の中で、体脂肪をもっとも反映していると評価されているBody Mass Index（BMI）による肥満の判定基準（肥満度分類）を提案し、日本肥満学会もこれに従っています。

WHOの肥満の判定基準は、欧米の白人のデータに基づいて、肥満をBMI 30以上としましたが、1999年、日本肥満学会はわが国の疫学調査を基礎にして、BMI 25以上を肥満としました。

肥満度分類

ＢＭＩ	判　定	WHO分類
＜18.5	低体重	Underweight
18.5≦～＜25	普通体重	Normal range
25≦～＜30	肥満（1度）	Pre-obese
30≦～＜35	肥満（2度）	Obese class Ⅰ
35≦～＜40	肥満（3度）	Obese class Ⅱ
40≦	肥満（4度）	Obese class Ⅲ

BMIは次の方法で算出します。

$$BMI = 体重kg \div (身長m)^2$$

この計算を苦手とするクライアントもいるので、その方の身長、体重を例にして計算して示すのが親切です。

BMI 25以上で、高血圧症や脂質異常症、糖尿病などの合併症がある場合を「肥満症」と定義します。普通の遺伝子の方では、BMI 22がもっともリスクが少ないとされています。

BMIの説明はどのように？

BMIは身長と体重だけで肥満度を判定する目安であるため、医学的な検査がなくても判断することができる、簡易な目安としても重宝されています。

ところが、標準体重の項（84ﾍﾟ）でも紹介したように、スポーツ選手のように、筋肉の多さで体重が増えている方であれば、この判定でBMIが25以上であったとしても、肥満とはいえません。一方、BMIが25以下であったとしても体脂肪が多い方であれば肥満ということになります。食事相談担当者は、クライアントのライフスタイルを聞かずに数値だけで肥満とか肥満でないとかと即断しないようにします。

内臓脂肪型肥満の説明

体脂肪の中で、内臓脂肪は皮下脂肪に比

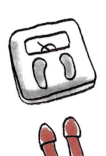

内臓脂肪型肥満の判定手順

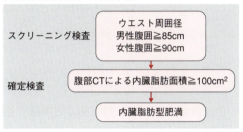

（肥満症治療ガイドライン2006）

べて蓄積が速く、さまざまな代謝異常を起こしやすいのですが、運動や食事で容易に減らせる脂肪でもあることはよく知られています。

『平成28年国民健康・栄養調査結果の概要』によると、20歳以上において、メタボリックシンドローム（内臓脂肪症候群）が強く疑われる者の比率は、男性27.0％、女性10.0％、予備群と考えられる者の比率は、男性24.1％、女性8.2％でした。

40〜74歳でみると、強く疑われる者の比率は、男性28.4％、女性9.2％、予備群と考えられる者の比率は、男性26.4％、女性8.4％であり、40〜74歳男性の2人に1人、女性の5人に1人がメタボリックシンドロームが強く疑われる者または予備群と考えられる者でした。

肥満のクライアントの注意点

肥満のクライアントとの食事相談で心がけたいことを次にあげてみます。

1) クライアントが太っているからといって、食事相談の目的が減量だという先入観を持たないようにします。

2) クライアントが自分を「太っている」「肥満なのです」などと言わない限り、こちらから「相当体重がありそうですね」「太っていますね」のような表現はしないようにします。
〈対応例〉「太っていると思っていらっしゃるのですね？」

3) 太っているクライアントを色眼鏡で見ないことです。「このタイプは自己管理できない」とか「やせる気がない」とかと、クライアントの意欲や人間性を否定的にとらえないことです。太っているクライアントには、生活習慣が原因ではなく疾病が潜んでいることもあります。

4) 太っていることのメリットも評価します。病気のリスクはあるけれども、太っていることのメリットもないとはいえません。ときには、その点も指摘してバランスをとります。親しみが持てる、優しそう、押し出しがいい、貫禄があるなどのイメージに心の中で満足している方もいます。それを全面的に否定すると、クライアントとの信頼関係は生まれにくく、また、クライアントのストレスを緩和することにもなりません。

よい面を指摘したために、体重増加にブレーキがかからなくなるということはまずありません。

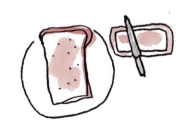

46 メタボリックシンドロームの人との食事相談

メタボリックシンドロームとは

　肥満症や高血圧、脂質異常症、糖尿病などの生活習慣病は、それぞれが独立した病気というよりも、内臓脂肪型肥満がベースになって発症する病気であることが明らかになっています。

　内臓脂肪型肥満によって、生活習慣病が発症しやすくなった身体状態を、「メタボリックシンドローム」（代謝性症候群）と呼びます。

　「メタボリック」（代謝性）とは、「栄養素やエネルギーをからだに取り込む生理作用に関係が深い」という意味であり、「症候群」とは、肥満や高血圧、高血糖などの「症状のグループ」を指します。

　昔から、「ベルトの穴が1つ増えると寿命が1年縮まる」といわれていました。その当時男性は、ウエストサイズが増えると、自分でベルトに穴をあけて調整するのが普通だったといわれます。肥満が寿命を縮めることは、数十年前から大人の常識ではありました。

　それが近年は、血液検査など、いくつかの医学的検査によって、数値として明示されるようになりました。

メタボリックシンドロームの現状

　『平成28年 国民健康・栄養調査結果の概要』によると、身体およびメタボリックシンドロームの状況は以下のとおりです。

1. 肥満とやせの状況

　肥満者の割合は男性31.3％、女性20.6％であり、この10年間でみると男女とも有意な増減はみられない。女性では、20歳代の約2割が低体重（やせ）、男女ともに65歳以上において低栄養傾向にあり（17.9％）、85歳以上でさらにその割合が高くなる。

2. メタボリックシンドロームの状況

　メタボリックシンドロームが強く疑われる者と予備群と考えられる者を合わせた割合は男女とも40歳代以上でとくに高い。

日本人におけるメタボリックシンドローム診断基準

内臓脂肪（腹腔内脂肪）蓄積	
ウエスト周囲径	男性≧85cm 女性≧90cm
上記に加え以下のうち2つ以上	
高トリグリセライド血症 かつ/または 低HDLコレステロール血症	≧150mg/dl <40mg/dl 男女とも
収縮期血圧 かつ/または 拡張期血圧	≧130mmHg ≧85mmHg
空腹時高血糖	≧110mg/dl

（日本内科学会 2005年）

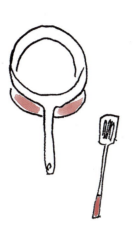

40～74歳で見ると、男性の2人に1人、女性の5人に1人が、メタボリックシンドロームが強く疑われる者または予備群と考えられる者であった。

なお、『健康日本21（第二次）』での体重についての目標は以下のとおりです。

「健康日本21（第二次）」 2022年までの目標	
20歳代女性のやせの者	20％以下に
20～60歳代男性の肥満者	28％以下に
40～60歳代女性の肥満者	19％以下に

メタボリックシンドロームの考え方

「メタボリックシンドロームは病気か」といえば、まだ「予備群」の状態です。生活習慣病を発症する確率は、メタボリックシンドロームがゼロの人よりも高いとしても、健康意識やライフスタイルの改善によって、100歳まで生きる可能性も十分にあります。

しかし、「食ビジネス」や「健康産業」の戦略としては、「病気」の色合いを濃くしてゆくことでしょう。なぜなら、「病気」という意識のない人には、治療や改善目的の商品は売りにくいからです。

食事相談担当者も、そうした「予備群向けビジネス」に組み込まれてゆく要素は大きいのですが、「このまま放っておくと大変なことになる」などの「オオカミが出たぞ」式の恐怖心をあおる商法を安易に採用しないようにしましょう。

若い女性の肥満者の割合が減っていることからもわかるように、恐怖をあおらなくても、人生を楽しみ、ボディメッセージの意味を知り、肯定的に生きるライフスタイルを獲得すれば、セルフコントロール力は高まるのです。

メタボリックシンドロームの方へのアプローチは、「禁止」や「警告」中心ではなく、現在のライフスタイルの中によい点を見つけ、それを支持することが第一歩です。自分を肯定的に見る見方が定着することだけでも、生活習慣病の発症はずいぶん遅らせることができると思います。

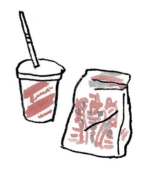

47 塩分制限が必要な人との食事相談

塩分制限の現実を知る

『日本人の食事摂取基準（2015年版）』では、1日の塩分摂取量の目標を、女性1日7㌘未満、男性1日8㌘未満としています。

また『高血圧治療ガイドライン2014』によれば、高血圧の人の塩分摂取量は1日6㌘未満に制限することとあります。

しかし、『平成28年 国民健康・栄養調査結果の概要』によれば、成人1日当たりの塩分摂取量の平均値は、9.9㌘（男性10.8㌘、女性9.2㌘）となっています。

こうした現状は、塩分の摂取量を目標以内に抑えることのむずかしさを教えてくれています。ご飯を中心とした日本型食事は、塩分の助けを借りておいしく食べるというパターンなので、1日8㌘以下に抑えることは、そう簡単ではありません。

どんな食事をしているかを尋ねることなく、「1日8㌘が理想なんですけれどね」などと言っても、ほとんど抑制効果もありません。それどころか、最初からあきらめムードをつくってしまいます。

塩分だけを標的にしない

高血圧症や腎臓病だから、塩分をいまより減らす——のように単純化するのではなく、それぞれの人の生活習慣を把握することから始めましょう。

1) 医師から、塩分摂取量の指示がないクライアントに対しては、なぜ塩分制限が必要なのかを確かめる。病気の有無や程度を知ること、予防であれば、なぜ予防意識を持ったのかなどは、今後のサポートのために重要。

2) 自宅療養中のクライアントにとっては、塩分制限だけが唯一の選択肢でない場合もあり得る。高血圧症の人の場合、体重を減らすだけでも血圧が下がる例はよくある。

島本和明氏（札幌医科大学医学部内科学第2講座教授：当時）は、次のように述べている。「まずは体重の5％を減量しましょう。それだけでも血圧の低下は十分に表れます。中には、標準体重まで減らさなくても、5％減量しただけで正常血圧まで下がる人もいます」（『栄養と料理』2007年2月号 p90）。

3) クライアントの体重や食事の現状を把握してから対策を考える。いきなり「塩分をいまより控えめに」のような「指導」をしない。食事の内容を把握せずに塩分だけを標的にするのは、和装か洋装かを決めないうちにアクセサリーを決めるようなもので、そのコーディネートは成功の可能性は低くなる。対策のストーリーはクライアントが考え、そのアイディアを支持することから持続的な改善プログラムがスタートする。

4) 塩分を控えることが選択肢の1つとし

た場合にも、いきなり1日10㌘を目標にするのではなく、いまより1～2㌘減らすことから始める。ただし、「塩分1㌘」といってもクライアントにはよくわからないのが普通。

そこで、1㌘の塩分量を実物で示し、それに相当する食品のいくつかを、現物か写真、フードモデルなどで示す。たとえば、アジの干物半身、イクラの軍艦巻き1個弱（しょうゆをつけないで）、食パン1枚半、カップ麺約3分の1などが、およそ1㌘の塩分を含む、というように示す。

このようなモデルがあると、塩分に対するセンスが磨かれる。

塩分食事相談のヒント

ここで、塩分食事相談のヒントをあげてみます。

1) 塩分摂取量は、その方の1日の食事量との相関が深い。食事量の多い方は塩分摂取量も多いが、いろいろな食品をとっていて、栄養的には利点のある方も多い。その点をよく見る。

2) 食生活の改善に当たって重視したいのは、病気の有無や程度にかかわらず、定刻に食事をとる習慣。そこが不規則だと食事の質と量の管理がしにくい。

3) 高齢者（たとえば80歳以上とか）は、塩分制限によって抑制的な食生活になるよりも、食事を積極的にとるほうが心理的にも身体的にもプラスになることもある（それぞれの身体的・栄養的状態から判断する）。

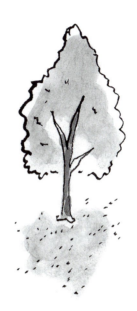

48 糖尿病の人との食事相談

　糖尿病は、エネルギーコントロールに注意していれば自宅療養がしやすい病気です。とはいえ、糖尿病の型（1型と2型）、病歴、合併症の有無などによって、食事相談の内容は変わってきます。

1型糖尿病の場合

　「インスリン依存型」の糖尿病は、生活習慣病ではなく、内部環境の機序によって発症します。かつては「若年性」といわれたように、子どもの発症が多い病気ですが、成人になって発症する例もあり、上記のような病名に改められました。

　子どもの場合も成人の場合も、前兆のようなものは感じにくく、それだけに発症を知ったときの驚きは大きいものです。とくに子どもの場合、母親からの食事相談は真剣で、ときに悲愴にもなります。

　そうしたペースに巻き込まれないようにと、担当者は平静を保つよう努めるのはよいのですが、冷静過ぎると冷たく感じられます。「心配しなくても大丈夫ですよ」「食事はあまり関係ないので、先生（医師）にお任せしましょう」などの言い方はあまり効果的とはいえません。

　医師の指示にもよりますが、原則としては、よりバランスのよい食事（36ページ）を心がけます。

　「ご一緒にお子さんやご家族のお食事を見直しましょう」「私はここにおりますから、ご心配なときは、いつでもご連絡ください」のように、味方であることを強調します。「これを食べさせていいのでしょうか」のように、食品の1つ1つを気にする母親もいます。それも心配の現れと受け止め、少しは対応しながらも、食生活全体へと目が向くように相談を進めます。

2型糖尿病の場合

　いわゆる「生活習慣病」と位置づけられるだけに、クライアントの責任を問いたい潜在意識があるのか、医療側の接し方には厳しいものがあるようです。

　糖尿病を気にしていた30代のあるサラリーマンは、結婚を機に病院へ行く決意をしました。しかし、診察室に入るや「どうしていままで放置していたんですか！」と、医療スタッフから叱責されたそうです。「『放置しちゃいけないと思うから来たんじゃないですか！』と言い返しましたよ」というエピソードを、ご本人から聞いたことがあります。

　また、ある糖尿病の専門医は、筆者に「糖尿病の人は意志が弱いから……」と、誤った本音を漏らしたこともありました。

　糖尿病の食事療法については、医師の発言も多く、そのためときには食事相談担当者を当惑させます。

　40代のサラリーマン男性は、医師不信になった理由をこう話してくれました。

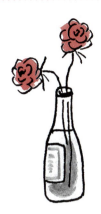

「糖尿病でかなり有名な病院だから行ったらね、先生に『いま食べているご飯の量を半分にしてください』って言われたんですよ」

食べている食事の量を聞かないで、「半分にしてください」という指示は、医師がよくするアドバイスです。

このような場合、食事相談担当者は、それを批判する立場にはありませんが、クライアントには食事摂取の原則を示すことになります。「食品交換表」や「四群点数法」（34ページ）などが、主観の入りにくい基準になります。

飲酒習慣への対応

クライアントの飲酒を許容する医師はほとんどいません。しかし、クライアントの中には、内緒で飲んでいる方はいます。「少しなら大丈夫ですよね」「焼酎なら平気でしょ」などと、食事相談担当者に助けを求める方も少なくありません。

こんなとき、「黙って、少しくらいは飲んでもいいでしょ」などの発言は避けます。医師はクライアントに「栄養士はなんと言っていましたか」などと、聞くこともありますから。

しかし、「先生がダメと言ったのだからダメですよ」と追い打ちをかけるのも適切とはいえません。「先生に直接お聞きになってみてはいかがですか」「私から聞いておきましょうか」のように言うことで、わずかながらでもクライアントの行動に変化が生まれる可能性はあります。医師が、改めて飲酒を避ける理由をわかりやすく説明するかもしれませんし、量や回数を決めて、いくらか容認する可能性も生まれます。

糖尿病の食事相談の注意点

糖尿病の方の食事相談に対する注意点をあげてみます。

1) 治療の長い方の中には、しっかり勉強して、"糖尿病の権威"になっている方も少なくない。こういう方には、こちらが聞き役になって、治療のポイントをあげてもらうのも一法。どんなに詳しい方でも、食事の実際になると即答できないこともある。たとえば、「お肉はどんな調理法が多いのですか」など。こんなことから気づきを促すこともできる。

2) 合併症のある場合は、本人はもちろん、家族のストレスも増してくる。こんな場合こそ、1日の食事パターンを図表で示すなどして、視覚的に適量を示すようにする。1日の食事が一目瞭然になっていると、日々の食事が見わたせるので、ストレス緩和に役立つ。

49 脂質異常症、痛風の人との食事相談

脂質異常症の人の食事療法

病態としては、LDLコレステロールの上昇、中性脂肪の上昇、HDLコレステロールの低下がみられます。さらに、肥満や脂肪肝の合併、高血圧症の合併、糖尿病の合併、これらのいくつかを合併している方などがあります。

いずれも、医師の診断および指示に従って食事相談をおこないます。

食事療法の基本は、摂取エネルギーの制限、脂質・コレステロールを多く含む食品の制限、食物繊維の充足、アルコールの制限、砂糖・菓子・果物・甘みのある清涼飲料の制限などが中心になります。

痛風の人の食事療法

過食や運動不足、ストレスなどが重なって起こる生活習慣病の代表的な病気です。中高年に多い病気ですが、低年齢化の傾向があることも指摘されています。

治療は検査値を基準にして進められます。かつてはプリン体の摂取制限が常識でしたが、現在は、アルコールの過飲や体重コントロール、ストレスコントロール、強い筋肉運動などに注意することのほうが、より有効とされています。

手強いクライアントの例

脂質異常症と痛風とは異なる病気ですが、食事相談担当者から見ると、クライアントに共通するところもあります。食事相談で避けたいことは、クライアントをあらかじめタイプ分けをし、先入観を持って接することです。

しかし、下記のようなクライアントに出会うと、食事相談担当者としても苦戦を強いられることもあります。

① 仕事や人生について意欲や自信がみなぎっていて、弱気な発言はあまりない。管理職であったりして、仕事歴、人生経験も豊富。雄弁で、議論や論法にも自信がある。
② 労働時間が長く、それにタフに対応しているように見え、また、レクリエーションにも交際にも時間を割いている。
③ 食欲旺盛、飲食の機会は多く、いわば食通である。
④ 体型は肥満傾向か、著しい肥満。
⑤ ときに自虐的で、自分の病状については「好きなことをやってきたから、生きることには、そう執着していないんですよ」などと言ったりする。

ただし、1人が、上記のすべての要素を備えているというわけではありません。脂質異常症で、さほど太っても見えず、食欲は普通で、しかし、自分の病気については達観しているという場合もあるでしょう。

上記のようなときの対応法も考えておいてもよいでしょう。

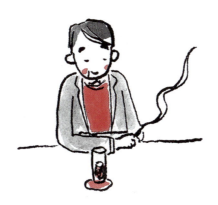

平凡なアプローチには無反応？

手強いクライアントに対しては、一部の病院が用意している、脅かしタイプのマニュアル（冠動脈にコレステロールがたまった断面写真や、体重200㌔㌘を超えるような肥満の写真などを収載したもの）では、関心を引くことはむずかしいかもしれません。また、プリン体の多い食品の例、お酒のエネルギー換算表、肉を控える話などをしても反応しないばかりか、かえって反発されることもあります。

食事相談にもマニュアルは必要ですが、従来の恐怖感を刺激するタイプのものは、クライアントとの人間関係づくりにプラスに働く要素は少ないように思います。そこには、なんとか相手を黙らせよう、言うことをきかせよう、という下心が感じられます。そうしたスタンスこそが食事相談を味気ないものにしている一因です。

ときには、より大きな話題も

一見、食事相談担当者の力量を試したり、議論を楽しんだりするのが目的で相談に来るように思える方でも、医師に強く言われて仕方なく来る方でも、現にいま、ここに来ているという事実を出発点にして、食事相談を始めるしかありません。

「ご自分のご病気についての勉強は、どのようにしていらっしゃるのですか」「○○さんのストレス緩和法を教えていただいてよろしいですか」「○○さんは、人生哲学のようなものはお持ちですか」「健康についてはどのようにお考えですか」「加齢については？」「○○さんは定年後、なにかご予定はおありですか」

などの問いかけの中から、食事相談担当者の専門分野に入ってもらうチャンスを見つけます。

「栄養士は、食の窓から人の人生に侵入するソフィスト（知者）」と、筆者のコーチは定義していますが、キザにならない程度に、「人生」についての話題にも対応する必要があることを想定しておきます。

しかしその一方には、食事の摂取基準となる目安や、その活用法についての方法論も用意しておきます（36㌻）。1日に何をどれくらい食べるかという、きわめてベーシックな話題も、理論派の知的好奇心を刺激することができます。

筆者のクライアントには、ゴルフのコーチや管理職の方もいますが、十分に興味を持って実行されています。

50 便秘症の人との食事相談

便秘とは何かを知る

便秘を訴える方は少なくありませんが、「便秘症」としては、「数日以上排便が見られず、腹部膨満感や腹痛などの症状を伴うもの」と定義されています。

では、「数日とは何日か」とか「腹部の膨満感とはどの程度のものか」ということになると、検査値によるような、客観的な評価基準はありません。訴えの強さが病状の強さ、といわざるを得ないところもあるようです。

筆者が客室乗務員として勤務していたときのことです。フライト中、同僚の乗務員が体調不良を訴え、トイレにこもりっきりになりました。着陸後、待機していた救急車で病院へ。感染性の病気さえ疑われましたが、後日、「便秘が原因だったの、恥ずかしい」と、本人から聞きました。知る人のみの苦しみでしょう。

食物繊維含有表で済まさない

便秘症もまた、食品との因果関係に話が集中しがちです。「これこれは、便秘に効きますか」という質疑応答です。

そのためか、食物繊維の多い食品のリストを用意しておいて、「これを参考にしてください」と手渡すだけ、という対応もあります。これでは、食事相談担当者の存在理由を自ら否定するようなものではないでしょうか。

この場合も、ほかの食事相談同様、大きな問題（ライフスタイルなど）と小さな問題（海藻は食べたほうがよいかなど）との両方を話題にするように心がけます。

ただし、どちらから入るかは、クライアントの来意や最初の発言（話題の切り出し方）などによって決まります。

昔、落語は最初から演題を決めず、高座で小話のジャブ（ボクシングで小さく速く手を出すこと）によって客を笑わせておいて、反応を見ながら客層を測って、それから演題を決めたといいます。

食事相談も、実にこれと似たところがあります。食物繊維の含有率表を渡すだけというのは、ジャブだけのボクシング試合のようなもので、クライアントにとっては充足感のない食事相談になることでしょう。それで充足感を感じる方もゼロではないでしょうが、そういう食事相談では根本的な改善は得られないかもしれません。

便秘の人に聞いておきたいこと

便秘の食事相談でも、確かめておきたいのは次のような点です。
①「今の便秘の状態は」
②「便秘が気になりだしたのは、いつ頃からですか」
③「どのような対策をとりましたか」
④「それで効果が上がらなかったのは、なぜだと思われますか」

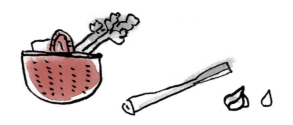

⑤「食事をする時刻は規則的ですか」
⑥「朝食のあと、トイレに行く時間はありますか」
⑦「運動の習慣はありますか」「1日にどれくらい歩きますか」
⑧「便秘改善薬を使っていますか、使ったことはありますか」

　以上はどれも一問一答式ではなく、1つの答えに対して、いくつかの関連した問いかけを準備します。
　上のうちのいくつかを見直すことで、便秘が改善される可能性があります。
　便秘を進行させないライフスタイルは、生活習慣病予防のライフスタイルとも共通します。しかし、それを武器にして「そういう生活は生活習慣病になりますよ」と脅すのはやめましょう。

食事の改善案をセットで

　便秘は、食事以外の原因で起こる要素が大きいのですが、食事のことに触れないとクライアントには不満が残ります。「プルーンは食べたほうがいいでしょうか」という類の質問に対しても、もちろん答える必要はあります。
　「どなたかにすすめられたのですか」
　「効果があったとおっしゃる方とお知り合いなのですか」「お嫌いではないのですね」などの確認によって、少しずつ方向が

便秘改善に有効な食習慣

1	定刻に食事をとる習慣。
2	落ち着いて楽しく食事をする習慣。
3	1日に何をどれだけ食べるかという基準を持つこと。
4	和・洋・中華料理など、いろいろな調理法で食事をすること。
5	食品の買いもの、後片づけ、食器洗い、ゴミ捨てなども、便秘改善メニューの一部と考え、習慣づけること。

決まってゆきます。
　こうした食品の効果については正解はないでしょう。本人の「試したい」という気持ちは大事にします。それも改善への第一歩になるかもしれません。
　そのこととセットにして、上記のようないくつかの提案をすることも忘れないようにします。そのクライアントにとって、より効果的で、実行可能なアプローチを心がけるようにしましょう。

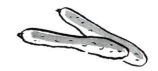

51 下痢を繰り返す人との食事相談

下痢の人への最初の対応

　原因となる病気がない場合の下痢は、急性の下痢と慢性の下痢に大別されます。急性の感染性下痢では食中毒の型をとるものがかなりあり、急性の非感染性下痢では暴飲暴食など食事の不摂生も原因の1つになります。

　急性・慢性どちらにしても、症状が長引いている場合は、食事相談担当者だけの判断は避け、クライアントには病院で検査を受けるように促します。

　その結果を待って、本人の意思を確認し、フォローをさせてもらうようにします。

早食いが下痢の原因の例

　40代専業主婦のクライアントが、「恥ずかしい話ですが、便がいつもゆるく、形になっていないんです」と話します。病院からの検査結果には問題がなかったとのことでした。

　「便がゆるくなることに、お心当たりは」と尋ねたところ、「物心がついた頃から、ずっとそうだった」とのことです。

　いろいろな質問の中で「お食事を召しあがるスピードが早い、と言われたことありますか」と尋ねたところ、「そういえば、自分でも早いと思う」とのこと。その話から、流し込むように食べていることがわかりました。「家族にはいつも、『ゆっくり食べなさい』と言っていたのに、私自身が早食いをしていたのですね」と気づいたようです。

　それから1か月後、便の形が固形になってきたと報告したその方は、以下の点に気をつけたそうです。
①噛む回数がわかるように、口に入れるごとに、20回は数えて噛むようにした。
②食事の途中で、箸を置いて中休みをしたり、BGMを流したりして、ゆっくり食べる環境づくりをした。

　その後、慢性的な下痢はなくなり、検診の結果も「異状なし」だったそうです。

　「ゆっくり食べる」ことの大切さは、だれもが知っていますが、知っていることと実践することとの間には大きな溝があります。食事相談担当者が「ゆっくり食べてくださいね」と言うだけでは、クライアントは変わらないかもしれません。しかし、新たに実践していることを聞いてくれる人がいると、行動へのモチベーションは高まります。聞き役としての食事相談担当者の存在意義について、改めて学びました。

生活習慣と関係のある下痢

　上の例では、クライアントの食習慣と思い込みとが重なって、長期的な慢性下痢が続いていたのです。

　「生活習慣病」とは、メタボリックシンドロームなどが素地となって進行する病気

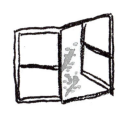
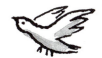

ですが、「生活習慣」という言葉の意味からいえば、下痢や便秘、そして風邪でさえも、一種の生活習慣病でもあることは認識しておきたいところです。

慢性的な下痢についていえば、感じ方、考え方など、心理的環境とかかわっている場合もあります。

それを示すこんな例があります。

20歳代の女性は、慢性的な下痢のために、学生時代は修学旅行にも行ったことがないと言います。会社勤めをしている現在は、出勤途中、電車の中ではドア近くにいて、お腹が痛くなったらすぐに途中下車できるように準備していると言います。途中駅のトイレの位置は、すべて把握しているそうです。

病院での診察は「過敏性腸症候群」。

しかし生活上のアドバイスはなかったので、下痢は生活習慣と考え、今後もずっとつき合ってゆくつもりでした。

食生活の聞きとりを始めて2回目のセッションのとき、牛乳を毎日1㍑以上飲んでいることがわかりました。その量を飲む理由は「骨を丈夫にしたいから」ということでした。

以後、20歳代の身体活動レベル（普通）の乳製品の目安量を示したところ、「私、牛乳を飲み過ぎていたんですね！」と気づき、1か月後、「牛乳や乳製品をとる量を減らしたら、下痢はいまのところありません」との報告がありました。

症状や食事の記録をすすめる

慢性下痢や下痢をしやすい方への食事面からのアプローチとしては、次のような問いかけをするか、あるいは記録をすることをすすめて、そこから下痢の起こる法則性を探ります。

1) 1か月間くらいの記録。起床・就寝時刻、下痢が起こるときの日時、1回の下痢の期間、発症するときの生活環境（家族、職場などとの人間関係、仕事の時間や内容）、身体的・心理的状態、緩和される時期、そのときの気分など。
2) 食事記録をとって、摂取食品や嗜好食品の種類と量を確かめる。とくに牛乳や乳製品、飲酒の種類や量も忘れずに。「肉を食べると下痢をする」という方に対しては、肉の種類や部位、調理法、利用する外食店なども。

記録をとることは、食事相談担当者のためというよりも、クライアントが自身の病気や生活を客観的に見つめることに有効です。しかし、記録が苦手な方もいるので、あくまでも意向を確かめてからにします。

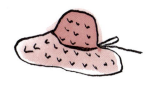

52 胃潰瘍、胃がんなどの術後の人との食事相談

おざなりになりがちな食事相談

　胃潰瘍や胃がんの術後は、胃腸の機能回復を促す段階と、再発予防の段階とがあります。この2つの段階には境界線はなく、機能回復を促しながらも、再発を予防する食生活への体制づくりをおこなうことになります。

　術後のクライアントへの食事は、一般には、流動食、三分粥、五分粥、全粥、固形食へと移してゆきます。

　このとき、食事相談担当者の仕事には、気力が落ちているクライアントをフォローすることが含まれます。

　典型的な生活習慣病（糖尿病や高血圧症など）であるクライアントに対する食事相談に比べると、消化器官術後の方に対する対応は、ときにおざなりになるとも聞いています。

　知人は、消化器系ではないがんの手術後、栄養士からは「もう、なんでも食べて大丈夫ですよ」と言われただけで、あとはほとんど相談にものってもらえなかった、と話していました。外科への入院であること、患部を除去したという安心感、生活習慣を改善するという次の目標がないかのように思われていること、などがその理由でしょう。

　こういう人の疎外感を考えると、これからは外科系のクライアントに対する食事相談の必要性を強く感じます。

再発予防のための生活習慣を

　胃潰瘍や、ある種のがんには、生活習慣が発症に大きく関与しているものも少なくない、と指摘されていますから、再発予防のためには、やはり生活習慣の見直しが求められます。

　しかし、そのことを十分に理解しているクライアントは多くはないため、食事相談の中心は、何を食べればよいか、何を食べてはいけないか、というようなことに終始しがちです。食事相談担当者も、その範囲での対応に疑問を感じていないように見えることがあります。

　食コーチングでは、術後の方の食事相談は、やはり術後の食生活の質（クオリティ）の向上、さらには人生の質そのものの向上を促し、それをサポートすることにあると考えます。

　ただし、術後のクライアントに人生観などを尋ねると、戸惑う可能性があります。問いかけの順序は、時と場合によっていろいろと変えることを考えておきます。また問いかけは、「固いものは避けましょう」といった、「指示型食事相談」を避けるうえで、とても重要です。

　以下に、無理なく受け入れられる問いかけをあげてみましょう。

1．発症前の食習慣の確認

　食事時刻、1回の食事にかける時間、食事内容、好きなもの・嫌いなもの、食事に

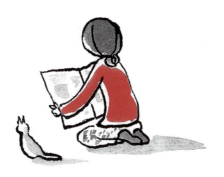

ついての方針の有無、この病気になった理由として考えられること。

2．発症前のライフスタイルの確認

就寝・起床時刻、運動習慣、仕事内容、趣味の有無や内容、人生観、仕事観、人間関係など。

モチベーションアップを促す

知人の栄養士がこんな話をしてくれました。プロ野球の監督が、胃がん手術後の記者会見で、「大好きなラーメンが食べられないのが残念」と話しているのを見て、気の毒に思ったと言うのです。というのは、術後、ラーメンをまったく食べてはいけないとは思えないから、とのことでした。

食事について、何か指示が出ていたのか、あるいは監督の個人的な判断なのか不明ですが、答えは、「食べたいと思えば、少量をゆっくりと」そして「少しずつ慣れてゆく」でしょう。

しかし、自身が「避けたほうがよい」と考えるのであれば、そのとおりにしたほうが無難、という判断もあり得ます。

一般には、術後の食事は、「柔らかいもの」「消化のよいもの」「適量を超えないように」が常識になっています。

しかし、食生活のスタイルを論外にして、食品の柔らかさや消化のよいもの、刺激性の弱いものだけをすすめると、熱い粥をかき込んだり、柔らかい食品をほとんど噛まずに飲み込んだりといった、形だけの食事療法になってしまいます。

食事相談担当者としては、予防のためにも再発予防のためにも、次の点に考慮しながら食事相談に臨みましょう。

1) 食生活に自信を持つためには、1日に何をどれだけ食べるかという食事摂取の基準を持つこと（36ページ）、定刻に食事をとる習慣などが有効。

自信がつくと、イカやタコ、ラーメンのようなものでも、よく噛んで食べられるようになることもある。

2) 食を窓口にして、ライフスタイル（人生観や人生の方針など）の更新、ストレスの緩和、人間関係の改善などを促す。それには、クライアントの心理面についても、よい聞き手であるように努める。

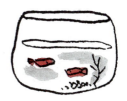

53 更年期障害の人との食事相談

食事相談の対象にもなる

　更年期障害とは、閉経前後の女性に認められる不定愁訴が、本人および周囲の人たちの日常生活にとって支障となる状態をいいます。以前は、本人の気の持ちよう、がんばる意志があるかないかの問題であるかのように受け取られがちでした。実際、症状には個人差があるため、重い人は軽い人と比べられて、気力不足のようにも見られていたようです。

　健康寿命が延びるにつれて、50歳前後の女性はますます働き盛りです。家庭でも社会でも、より責任ある立場となる、ちょうどそのタイミングで更年期障害が発症します。そのため、仕事や生活、心身に大きなブレーキがかかることもあります。

　更年期障害は、直接的には食事内容や食習慣との関係は認められていないため、そこから食事相談に入ることはほとんどないでしょう。生活習慣病などの食事相談から、食欲不振、むら食い、過食、アルコール依存などの話題に移ることがあります。

更年期障害には深入りしない

　「コレステロールが急に高くなった」といって来院した、50歳代の女性は、「最近、疲れやすくなったし、肩こりなどの不調がある」と言いました。そして、「家族にまで、『更年期障害なんじゃない』と言われて、気が滅入っています。だれもかれもが更年期障害だって言うの、すごく嫌なんです」

　このようなとき、食事相談担当者としては、更年期障害は自分の守備範囲外であることを自覚しておく必要があります。慰めるつもりで、「時間が解決しますよ」「少し運動をしてみてはいかがですか」などの発言は、更年期障害の相談に入り込む入口になりやすいので注意します。

　この50歳代の女性の場合、内科医の診断を受けていたので、「先生にそのことをおっしゃったのでしょ」と尋ねました。

　「ええ。でも男性だから、わかってくれていないんじゃないかな」

　「女性のお医者さんにご相談したいのですか」と聞くと、「わかりません。ここには女性のお医者さんはいらっしゃらないでしょ」

　実は医師選びの相談も、食事相談担当者の専門外なので、本題のコレステロールを下げるための食事相談へと入りたいと思いました。話を急転換させないように、少し間をおいてから聞きました。

　「どうしましょうか、きょうは、コレステロールをコントロールするご相談でご予約をいただいているのですが、お話を進めてもよろしいですか」

想定しておきたいケース

　更年期障害そのものの食事相談は、原則としておこないません。したがって、更年

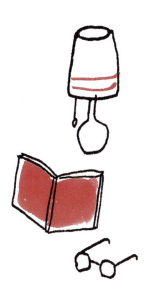

期障害の症状が出ている方であっても、食事相談の対象となるのは、あくまでも生活習慣病とか、食事と関係のあるその他の症状とかを持つ方です。

食事相談担当者の扱う相談内容としては、胃もたれ、胸やけ、吐き気、便秘、下痢、骨粗鬆症、脂質異常症、コレステロール値の上昇、動脈硬化などでしょう。

確かめておきたいこと

ここでは、食事相談として対応する場合の原則をあげておきます。

1) 胃もたれ、胸やけなどの原因を、食品のあれこれに求めるのではなく、①いつ、どんなときに起こるのか、そこに法則性はないのか、②食生活のパターン（1日の回数や時刻、自宅と外食の割合、一緒に食事をする人、食事の好き嫌いや食事方針など）、③ライフスタイル（就寝・起床時刻、仕事の有無・内容、排便の規則性、余暇活動の有無・内容）、④日々の気分（場合によって）、将来への夢などを聞いてゆきます。

2) 主訴は胸やけや便秘であったのに、突然、骨粗鬆症や脂質異常症、コレステロール値の上昇、動脈硬化など、生活習慣病関連の質問が出てきたときには、医師の診断の有無、あれば、その内容や指示を確かめてから相談に応じます。医師の診断がない場合は診断をすすめます。

3) ときどき食事づくりを億劫がる方がいます。この場合は、その現状を受け止めます。意欲減退やだるさ、倦怠感などが、更年期障害からくるものか、その他の要因からくるものかの判断は、食事相談担当者には求められていません。しかし、食事づくりが辛いのであれば、市販品を使う余地があることを参考程度に話します（すすめるまではしません）。長い間の主婦業や妻業、子育ての疲れ（または解放感）が、この頃一気に現れることがあります。このようなとき、コンビニや外食の利用をヒントとして示すと、「気が楽になった」と安堵する方がいます。

4) 相談の最中に、更年期障害と関係のある心理状態が顔を出すこともあります。イライラした話し方になったり、急に饒舌になったりします。こうした心理状態に対応するには、専門的なトレーニングが必要でしょう。食事相談担当者としては、ややライフスタイルに関するインタビューに切り替えることで、多少の気分転換を図ることができます。「休日のお食事はどうなさっていらっしゃいますか」「さっき、お孫さんのことをお話ししていらっしゃいましたが、おいしいものを作って差し上げたりするのですか」などです。

54 「間食がやめられない」という人との食事相談

従来の「間食」の意味
　従来の「間食」の定義は、以下のようになっています。
　「〈おやつ〉三時ともいわれ朝・昼・夕の３度の食事の間に摂る軽い食べ物。
　〔由来〕明治以前、「十二刻　呼称」の「未刻」を「八つ刻」ともいい、今の午後２〜３時に当たるが、この時刻に摂る軽食。一日２食を習慣とした頃は昼食もまた間食の一つで「中食（ちゅうじき）」という呼び方はその名残り（以下略）」（『明解　食辞林』樹村房発行）

食事が間食化している人も
　「間食」には、こうした伝統があるためか、使う人の世代や地域、その他によって、指す内容が異なることがあります。ちなみに、引用の「中食」は、今日の「なかしょく」（持ち帰り弁当や調理済み食品など）とはまったく異なる意味でした。
　いまは、電子レンジやコンビニの普及の結果、「食べたいときが食事時刻」の状態にあります。人によっては、軽食（おにぎりやファストフード、インスタント食品など）を頻回にとっていたりするので、すべての食事が間食化しているともいえます。
　食事相談担当者としては、「間食」を話題にするとき、その内容を確認することが必要になります。「間食イコールよくない」という先入観は、クライアントとの信頼関係を築くのにはプラスにはなりませんし、食事の目的を見失う要因にもなります。

あんパンがやめられない
　40代の男性クライアントは、毎夕食後、あんパン２個を食べるのを楽しみにしていました。糖尿病がありながら病院嫌いで、治療をしていないため、やせて顔色もよくありません。
　病院嫌いになった理由は、通院のたびに、「ご飯を減らしなさい」と言われ続けたからだと言います。勤め先の保健師さんが、さすがに心配して、筆者を紹介してくれたとのことでした。
　来訪日には開口一番、「あんパンがだめと言われるのは厳しいな」と言われたのがいまも忘れられません。
　「よほどおいしいあんパンなのでしょうね。今度ぜひいただいてみたいです」というような話から、いくつかのことがわかりました。あんパンは特別のブランド品ではないこと、食べ始めて２〜３年経っていること、そして１つの大きさ、値段、食べる時刻、食べ方などを聞いた結果、夕食を十分に食べたあとに、さらに２個食べることなどがわかりました。
　こちらを警戒していたクライアントも、あんパンを否定しない食事相談に少しは表情が和みました。それから、さらに食事内容を聞いてゆくと、朝食はとっていないこ

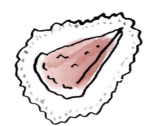

と、炭酸飲料を1日に何回も飲むことなどもわかってきました。糖分を取り込めないために、著しく甘いものに傾斜する、糖尿病特有の食嗜好でした。

夕食後に、あんパンを食べる理由を尋ねると、「お腹がすくから」と言うので、「朝ご飯を召しあがると、夕食までに、そんなにお腹がすかないかもしれませんよ」と話したところ、意外なほど素直に同意しました。

その後、何回かのセッションで、1日に食べる食事の質と量を自分で把握して、それを守るようになりました。

間食を1回の食事とする場合も

このケースを振り返ってみると、病院嫌いになった理由の第1は、やはり担当医が食事内容を把握することなく、「ご飯を半分に減らしなさい」を繰り返したことにあるようです。これがトラウマになって、食事を減らすことに必要以上の抵抗を感じるようになってしまったようです。

このような事例から、間食に関する食事相談の原則をあげると次のようになるでしょう。

1) クライアントにとって、間食とは何を指すのかを正確に把握する（間食は1つとは限らず、複数の場合もある）。
2) 間食を目の敵にしないこと。間食に対して否定的な表情や発言は、必要以上にクライアントの気持ちを固くする。
3) 「間食」が、そのクライアントにとって、栄養的・生理的・心理的に、どのような意味を持っているのか。食べる時刻、だれと食べるか、分量、食べ方（または飲み方）などを尋ねることで、間食の位置づけがわかる。
4) 間食を云々する前に食事の全体を把握する。そして減らすことよりも、毎日もっととりたい食品を見つけ、それを好むかどうか、食べ続けられるか、などを確かめる。
5) 1日に4回以上になる食事もあり得ることを想定しておく。そのクライアントの生活パターンによっては、1日4〜5回の食事のほうが、栄養的にも、心理的にも、身体的にもふさわしいことがある。1日4回の食事をプランニングすることも食事相談担当者の仕事の一部と理解する。

55 「お酒を飲み過ぎる」という人との食事相談

飲酒習慣か依存性か

　食事相談では、飲酒の習慣や飲酒量の問題は、おもに生活習慣病との関連で出てきます。しかし、消化器系の病気や各部位の手術に関連しても、飲酒の是非について聞かれることがあります。

　どんなクライアントにもいえることですが、ときには依存性の習慣と思われる相談もあります。飲酒習慣は結果であって、それ以前に何かの原因（たとえば精神的な）があることが疑われます。この場合は、精神医学などの対象となるケースかもしれないので、食事相談の範囲を考え、その部分は担当医師に返します。ただし、「一度、精神科にでも……」などの発言はけっしてしないようにします。

飲酒の適量は人それぞれ

　医師が解説している生活習慣病の治療解説書では、同じような病気や症状でも、飲酒を「厳禁」とするものや「1日に清酒に換算して1合以内」とするものなどがあります。クライアントは、自分にとって都合のよいほうを採用する傾向があり、食事相談の場面でも、それを根拠にする方も少なくありません。

　しかし、食事相談担当者は「多い」「少ない」の判定は原則としていません。とくに、「多過ぎる」というような評価は、その後の食事相談にあまりよい影響をもたらしません。クライアントに限らず、人は自分に否定的な人に対して、フレンドリーにはなりにくいものです。

　昔から、医療関係者が口にする「お酒なんか飲んでいると命の保証はしませんよ」というフレーズは、発言者のほんの少しの権威づけ効果か、単なる自己満足以外にはほとんど意味はありません。

　「多い」「少ない」という評価は、クライアント自身にしてもらいます。「このアルコールの量（食事記録にある量のこと）は、いつもと同じなのですか」「ご自分では、お飲みになる量をどのようにお考えになっていますか」などと。

　もし、食事相談担当者が先走って「多いんじゃありませんか」と言ったりすると、クライアントが「これでもいままでより減らしたんですよ」という努力を無視してしまう場合もあるからです。

飲酒に寛容でよいのか

　このような対応は、クライアントに対して、気を使い過ぎるように思われるかもしれません。しかし、こうした対応には次のような見通しがあるからです。すなわち、「これから、いろいろなコミュニケーションを重ねてゆけば、いずれは飲酒の量を自分でコントロールできるようになる」ということです。時間がかかるようでも、自分の意志で決めることは、持続性があり、ほ

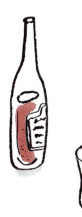

かの健康行動への準備性も高まります。

　食事相談に見えるクライアントは、お酒を「仕事として飲まざるを得ない」と言う方もあります。得意先や上司、部下、異業種の方と飲むのがほとんどで、自宅では飲まないと言います。こういうケースを「飲酒習慣」と呼んでよいのか迷いますが、1回の飲酒量は多く、しかも1回の飲酒量を把握しにくいという特徴があります。

　このようなクライアントには、筆者は飲酒の話をこちらからはあまりしません。体重を減らしたい、血糖値または尿酸値を下げたいなどの希望で食事相談を受け続けているという現実を大切にして、本人が、そのときどきで望む話題にそって話をすすめます。この場合も、セッションを重ねることで、いわば「健康センス」を高めてもらえばよいと考えるからです。

　「食を通じてクライアントの健康行動を向上させ、最終的には人生の質を高めるようにサポートすること」を目指す食コーチングとしては、飲酒が人生の質を左右する要素の1つであるだけに、「健康か生きがい」か、その優先順位で迷うことはあります。しかし、一挙に二者択一を目指すのではなく、しばらくは「二兎」を追うことを選びます。これも、長期的に食事相談をおこなうことを前提にするうえでの判断かもしれません。

チームプレーによるフォロー

　主治医から「アルコール厳禁」との指導がありながら、それでも飲んでいるケースでは、「少しならいいですよ」などと、主治医と違う発言をしないように気をつけます。クライアントが2つの意見の間で混乱する可能性があるからです。

　このようなときは、その情報をチームの関連部署に伝えます。

　「アルコール厳禁という指導を受けておられるそうですが、実際は、毎日ビールを500㍉㍑飲んでおられるようです」

　ただし、その情報を別のセクションの人が「お酒飲んでいるんだって？　栄養士から聞きましたよ」などとクライアントに返すと、ただの告げ口になってしまいます。チームプレーは、その後のフォローの仕方までをも決めておいてこそ、効果が上がります。

　「食事記録を見ると、お酒は500㍉㍑飲んでいるようですね」のように、事務的に伝えてもらうことが大切です。

　そして後日のミーティングのときには、飲酒厳禁という方針は実効性があるのかどうかを話題にして、少し低いハードルにして、それを守ってもらうか、などについて協議します。

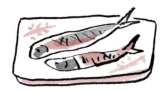

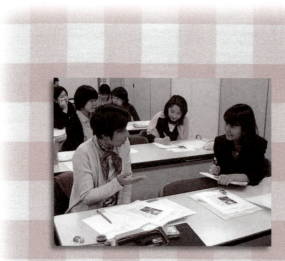

食事相談はインタビュー力
栄養士ブラッシュアップセミナーでの
インタビュー練習風景。
（提供：影山なお子）

第7章 非対面の食事相談

56 電話による食事相談をおこなうには

電話による食事相談のきっかけ

「食コーチング」では、クライアントの希望に従って「非対面」(電話、ファックス、Eメール、手紙など)での食事相談に応じています。ただし、初回と、ときに応じて対面での食事相談も必ず入れてもらうことにしています。

筆者が、食事相談を非対面でおこなうきっかけになったのは、「血糖値が高く、保険に入れないのです」と言う経営者の男性との出会いでした。

「仕事が終わると、病院は閉まっているので……」「朝の会議前の6時だと助かるんですけど……」などの事情を聞き、電話での食事相談をスタートさせることになりました。

いまでは、「子どもが小さいから電話だと助かるわ」と言う主婦や、「遠方にいるから電話だとありがたい」と話す会社勤めの方などに利用してもらっています。1回30～60分の時間を有効に使うために、事前に食事記録や近況報告をメールで送付する方もいます。

面談できない方の場合には、電話を中心として、いろいろな通信手段を併用することは、お互いにとってメリットが多いと感じます。

クライアントにとってのメリット

クライアントが電話食事相談に臨むメリットを次にまとめてみました。

1) クライアントは、いつでも自分の都合のよい時刻に食事相談を受けることができる。

　筆者の場合、朝6時から夜11時までを電話を受ける時刻としている。

2) 自宅からでも、職場からでも、出張先からでも、自分の都合のよい場所から食事相談を受けることができる。

3) 出かけるための身支度、往復の時間、労力、費用などがかからないので、気軽に相談ができる。習慣化すると挫折する度合いが低くなる。

4) 自分の専属的な食のコーチを長期間持つことで安心し、自信が持てる。

食事相談担当者のメリット

食事相談担当者にとってのメリットをあげてみましょう。

1) 全国どこでも、タイムリーに食事相談に応じられる。クライアントがリラックスして食事相談に臨めるため、本音を聞くこともできる。

2) 専属的な食のコーチとしての自覚が高まり、商品としての食事相談の点検をする必要に迫られ、資質が上がる。

3) 食事相談担当者自身も、家庭や仕事場での対応になるため、比較的時間調整がしやすい。

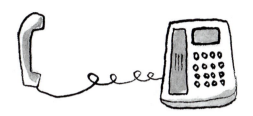

電話食事相談の実際

「食コーチング」による電話食事相談で、食事相談担当者が気をつけたい点をあげてみます。

1) あらかじめ、曜日や時刻はクライアントの希望にそって決めます。電話はクライアントにかけてもらうようにします。
2) 約束時刻を過ぎてもクライアントからの電話がないときを想定し、クライアントとは事前に、"約束の時間を過ぎても電話がないときは、10分後にこちらから電話する"などの約束事項を取り決めておきます。
3) 食事相談担当者がクライアントからの電話を受ける場所は、静かな環境を選びます。
4) 自宅で電話食事相談をおこなう場合は、家族にもその旨を知らせ、家族の協力を得るように努めます。
5) 家族との電話も兼ねている場合、食事相談担当者は、食事相談専用の電話を持つことをすすめます。
6) 携帯電話や子機、キャッチホンは原則として使いません。携帯や子機は雑音が入ったり、外の音が入ったりします。キャッチホンは、電話食事相談を中断させる原因になり、不向きです。
7) クライアントとの相談は電話だから身なりに気を使わない、というのではなく、姿勢や身なりも声に表れることを理解しておきましょう。
8) クライアントから電話が入る、少なくとも10分前には待機し、電話をとる態勢を整えておきましょう。
9) 予定の時間に電話がなく、かけ直したときにクライアントが留守だった場合、何度も何度も留守電に入れることはしません。クライアントによっては責められているように感じるかもしれません。こんな場合の対処法を事前に決めておくとよいでしょう。
10) 1回の電話食事相談は30分を目安とします。相談料も30分単位とします。対面でも、非対面でも、時間を多くとることがサービスともいえません。時間に余裕があると思うと、話題や、実行すべきテーマが広がりすぎることにもなりかねません。

「きょうは何の話だったっけ？」のようにならないように、タイムマネジメントは事前に徹底しておきます。

電話食事相談の可能性

電話食事相談に限らず非対面の食事相談は、食事相談担当者にとってビジネスチャンスの1つといえるでしょう。

クライアントのニーズに応えることで、健康向上へのお手伝いができる、ここにも食事相談担当者が活躍すべき予防医学の最前線があると感じています。

57 電話食事相談はこのように進める

電話はクライアントから

前述のように、筆者がおこなっている電話の食事相談では、クライアントの指定した日時に、クライアントのほうから筆者宛に電話をかけてもらうようにしています。

クライアントに、初回の電話をかけるときの感想を聞くと「1～2日前から緊張していました」「この日が1週間のスタートになってきました」などと言われます。電話をかけるだけなのに緊張したり、電話食事相談を生活習慣としたりと、クライアントにとっては生活にいささかの変化をもたらすようです。

電話食事相談の全プロセス

以下に筆者がおこなっている電話食事相談の全プロセスを紹介します。

1) クライアントからの電話がくる10分前には、所定の位置で待機します。
2) トゥルルルと鳴ったら、呼び出し音の3回以内に出ます。
3) 電話をとり、「○○でございます。○○さんですね。お待ちしていました」とウェルカムの意を表します。
4) 予定している相談時間を確認します。「きょうは40分というお約束でしたね。それでよろしいですか」

　クライアントの都合で「きょうは20分でお願いします」というような変更もあるので、確認が必要です。

5) アイスブレイクタイム：「氷を壊す時間」、つまり、いきなり本題に入るのではなく、まずはクライアントの緊張を解くような間を設けます。筆者は、この時間にクライアントの近況などを尋ねます。
6) 振り返り：前回の食事相談から今回までに何か変わったことはなかったか、あるいは何か疑問はないかなどを尋ねます。「前回から1週間経ちましたが、いかがでしたか」「朝食はとっていますか」など……。
7) きょうの本題の確認：「きょうは、先週に続いて、単身赴任中の食生活管理のことから始めますか」「きょうはどんなお話から始めましょうか」のように、テーマを確認します。話題を絞ること、時間内にどれくらいまで話が進められるかをお互いがイメージすることが目的です。
8) 本題に関する問いかけ：「間食を記録することは続けていますか」「記録はいつ、どこでなさっていますか」「体重に変化はありましたか」「ご家族は何かおっしゃっていますか」など、現状を正確に聞きます。

　ひととおり現状を聞いてから、メンタル面のことも尋ねます。「ここまで続けてきて、変わったことはありませんか」「どんなときに、うまくいっていると実感されますか」などです。

9) **クライアントからの質問**：セッションの3分の2くらいが終わったところで、「このまま今後も続けられそうですか」「ほかにお聞きになりたいことはありませんか」と促します。
≪クライアントからの質問の1例≫
「栄養バランスのこと」「調理のこと」「家族とのコミュニケーションのこと」「お酒のこと」など。

10) **まとめ（締めの5分）**：終了の5分前に「ここまでで、ご質問はありますか」と確認します。簡単なことはすぐに答えますが、長引くような話は次回のテーマにします。そして、「きょうは○○のお話を中心にお話し合いをしましたね。次回は○月○日の午後10時ですね」と確認して終了します。

注意したいこととは

食事相談担当者は次のようなことに気をつけます。

1. クライアントの声の調子

「いつもと何か違う」と感じたら、「いつもとお声の調子が違うようですが、何かありましたか」と気づかいます。食事相談担当者は、やや抑えた声で話すようにします。日によって機嫌の善し悪しがあることをクライアントに感じられることを避けるためです。また、クライアントの悩みなどにも、あまり大きな反応をしないようにします。それがクライアントの悩みを増大することがあるからです。

2. クライアントの沈黙

電話での沈黙は、対面での沈黙以上に長く感じるものです。沈黙が始まったら、こちらから話をたたみかけるのではなく、相手は考えているという姿勢を尊重し、待ちます。「お待ちしていていいですか」など、

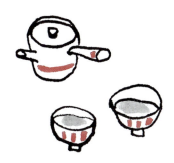

ひとこと伝えることもあります。

3. クライアントから連絡がない場合

クライアントから入る予定の電話がないときは、確認のため一度はこちらから電話をしますが、2回以上はかけません。クライアントにプレッシャーをかけるのを避けるためです。最初の契約で先方がキャンセルした場合も、1回分としてカウントすることは決めておきます。

4. 食以外の話題に移ったら

食事相談は、クライアントの全生活とどこかでつながっています。夫婦の不和のこと、子どもの受験の問題、夫の定年、うつ傾向などの話題にも入ります。こんなとき、「それは私の専門外」と突き放すことはできません。「きょうは食事相談はあと回しにして、話を聞いてほしい」と言われることもあります。解決策を示すことまではできませんが、問題を整理したり、別の考え方がないのかと促したりすることはあります。しばらくは、そういう話題が続いても、後日、再び食や健康の話に戻ってきて、本来の食事相談によるサポートが続けられます。

第7章 非対面の食事相談

58 Eメールで食事相談をおこなうには

ビジネスとしても普及中

　Eメールによる健康や食生活のサポートは、すでにビジネス化が進んでいて、企業ごとにいろいろなシステムが生まれています。たとえば、クライアントにカメラつき携帯電話で食事の写真を撮ってもらい、それを送ってもらってアドバイスをするもの、食事相談に限定せず、クライアント間の双方向のコミュニケーションの場（サロンやセミナーなど）を提供するものなど、「商品」に特色を出そうと工夫しているようです。

　しかし、肝心の食事相談を自在にこなせる栄養士は多いとはいえず、人集めや食事相談担当者の養成に苦労していると聞いています。そのため、回答の文章をあらかじめ何種か作っておいて、それを適宜返信するという、パターン方式を採用するところも多いようです。

メール食事相談の約束事

　筆者の場合、Eメールを中心とする食事相談はおこなっていません。メインはすべて対面か、対面と電話食事相談を組み合わせるかのどちらかです。

　しかし、食事記録に事前に目を通してほしいと、エクセルに記入したものを送信してくる方（おもに男性）は増えています。また、クライアントが仕事や旅行などのために、予定の時刻に電話をかけられない場合、深夜パソコンに向かって、報告や質問をしてくることがあります。

　ここでは、このようなEメール食事相談の進め方について話します。

1．ルールを決めておく

　メールの往復を1日に1回、2日に1回、3日に1回、1週間に1回などと決めておきます。また、こちらのメールチェックは、たとえば午後11時というようにクライアントに伝えておきます。

2．書式を決めておく

　こちらの書式は「テキスト形式」に統一しています。「HTML形式」のほうが重要部分を大きくしたり色をつけたりすることができて便利なのですが、この形式はウイルスに感染しやすいというので、現在はやめています。また、エクセルやワードに記入し添付された食事相談などはチェックし、返信します。仕事でエクセルを使っている方は、それを食事記録に使うのを好まれるようです。

3．自分のレイアウトを決めておく

　必要な用件を優先的に伝えます。だらだらと書くと文章が長くなって読みにくく、余分なエネルギーを使うので、文章は箇条書きとします。その例を、右にあげておきます。

　また、どんな場合も1行は20字くらいにし、用件ごとに「◎」「★」「①」などの記号を入れるようにします。

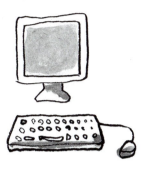

```
◎メール拝見しました。
　ご出張中も、定刻にお食事をとっていらっ
しゃるとのこと、すばらしいことですね。
もう生活習慣になったといってよいのでは
ないでしょうか。
　さて、お尋ねの件、以下のとおりお答え
します。
1．野菜のこと。
　①朝、昼、夕とも、野菜炒めというのは、
　　確かに見直しの要あり です。具だくさ
　　んのおみそ汁を2、3回分作っておいて
　　はいかがでしょうか。
　②ほうれん草はお好きですか。もし、お
　　好きでしたら、（以下略）
```

4．文章体を守る

　デジタルコミュニケーションは、話し言葉を文字化したようなところがあります。そのため、つい、なれなれしい話し言葉が出てしまうことがあります。

　「またお昼、抜いちゃったんですか」「もっと意志を強く持たないと責任持てませんよォ〜」などの滑りすぎ表現を控えます。深夜に作文をするので情緒的になったり、親しい人へのメールのあとに食事相談の文章を書くと、締まらない文章になったりすることを想定しておきましょう。

5．ていねい表現を心がける

　ていねい表現、敬語表現などは、食事相談必須のスキルですが、文章表現ではとくに不備がないように注意します。

　「メール、届いていました（いただいておりました）」「食事記録は見次第（拝見し次第）すぐに送ります（お送りします）」のようなミスは、つい犯してしまいます。「お食事」「お仕事」「お考え」「ご返事」「召しあがる」「お送りください」のような頻繁に使う表現は、しっかり身につけておきたいと思います。

6．専門語を使い過ぎない

　栄養学や医学の専門的な言葉、たとえば、「プロテインスコア」「心疾患」「悪性新生物（いわゆるがん）」、などを一方的に使うことは避けます。クライアントに少しずつ覚えてもらうのはよいのですが、専門家ぶるために使うようなことは避けます。

7．分量を決めておく

　1回のメールの分量を原則として1ページ以内と決めておきます。必要なことをすべて言おうと思うと、際限もなく長くなります。時間的にも体力的にも負担が大きくなるので、長く続けるためには、がんばり過ぎないようにします。

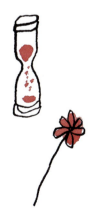

59 手紙、文書で食事相談をおこなうには

手紙や文書を使うメリット

ここで取りあげる手紙とは、手書きのペン書きで、おもに横書きの文字どおりの手紙です。文書とは、印刷物や印刷した書式をベースにしたものです。以上は共に郵便物として扱われるものを言います。FAXは原則として使いません。

Eメールや電話が中心となる非対面食事相談の時代にも、手紙や文書で食事相談をおこなうことにメリットはあります。そこでメリットのいくつかをあげてみます。

1) 紙媒体（ペーパーメディアまたは単にペーパーとも）は、クライアントの手中に収まり、どこでも読み返しができるので印象が強い。
2) 肉筆で書く場合、食事相談担当者のぬくもりが感じられて、クライアントのモチベーション維持に効果的。
3) 食事記録のように、返送が必要な書類を持ち歩き、外出先で記入できる。そのため二重手間が省け、より正確な記録ができる。
4) 関係書類、記事など、いろいろな情報を同封できるので、情報にバラエティを付加することができる。
5) Eメールに比べると配達までに時間がかかるが、その時間がかえって待つ楽しみとなり、またいろいろと考える時間にもなる。
6) 食事相談担当者に文章力などがある場合、ほかでは得にくい、影響力の大きい独自の食事相談が可能となる。

手紙相談をおこなうには

このようにメリットは多いのですが、そのためには、まずは食事相談担当者の側に高い準備性が求められます。おもなものをあげてみましょう。

1) 手書きの文字がへたではないこと。けっして達筆である必要はないにしても、読みづらい、印象がよくない、悪筆という場合は向かないといえる（字のうまい、うまくないの基準はないが、ていねい、読みやすいなどは必要）。
2) ある程度の文章力があること。この点はEメールも同じだが、Eメールは話し言葉的な表現でコミュニケーションができる。それに対して手書きの手紙の場合は、手紙の約束事（書式や用語など）をある程度身につけていることや、字配りなどのレイアウト感覚もある程度必要となる。
3) 食事相談に関する高いスキルが求められるのはどの場合も同じだが、健康や生き方などについての見識も重要な要素となる。手紙は情緒的な要素がより少なくなる分、論理や知識の豊かさの大きな力となる。
4) これらのことに加えて、クライアント自身に、手紙のやりとりを好むか、難儀

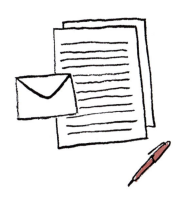

を感じない程度の適応性を持っていることが必要となる。

聞くところによれば、手紙による食事相談をビジネスにした会社があり、そこでは健保組合などを通して男性ビジネスマンの団体加入を獲得し、好ましい効果を上げたそうです。

どんなときに活用するか

手紙や文書による食事相談には、次のような活用法があります。
1) パソコンを使わないクライアント、またはパソコンが利用しにくい地域へ長期出張したクライアントのサポート。
2) 対面による食事相談のあと、励ましや、注意事項、参考資料、記録用紙などを郵送する（筆者は多用している）。コミュニケーションチャネルが変わると、クライアントは新鮮に感じる傾向がある。
3) ビジネスの1アイテムとする。だれもが活用しているパソコンを利用しないという点が、かえってユニークな商品となり得る。社会的に高い階層に潜在ニーズがあるように思う。

文書による食事相談

手紙を白紙に書き出すのでは、コミュニ

文書による食事相談の書式例

1. 今月の食事記録を拝見して……
①よかったところ
②注意したいところ
2. 今月の生活習慣を拝見して……
①よかったところ
②注意したいところ

ケーションの枠が定まらないので、あらかじめ書式を作って、それを交換するシステムが「文書による食事相談」です。自然発生的にいろいろな組織で実行されていることでしょう。

その書式の1例を上にあげておきます（部分）。

この方法は、食事相談担当者の作業負担が軽減されるので、クライアントが多いところ（病院、健保組合、健康増進センターなど）に向いています。

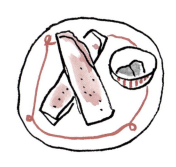

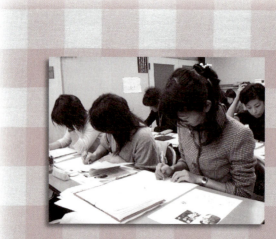

文章力は考える力を養う
文章表現力スキルアップセミナーでは
ていねい表現や企画書の
書き方などを学びます。

(提供:影山なお子)

第8章 自分自身を磨く「セルフ食コーチング」

60 食事相談担当者の資質をセルフチェックする

サポーターはどこへ向かう?

1章から7章まで「食コーチング」の考え方について述べました。クライアントの行動を「変容」させようなどという、気負ったアプローチではなく、クライアントのよい点を見つけて、それを支持し、維持・発展するようにサポートすることが「食コーチング」の考え方であり、スキルであることを伝えてきました。

言い換えれば、食コーチは、人生レースを走り続けるランナーの健康と食を支える伴走者です。では伴走者は、一生伴走者でいつづけなければならないのでしょうか。仕事としては確かにそうかもしれませんが、プライベートの面では、自由で自発的な方向性というものはないのでしょうか。

この問題について考えてみましょう。

どこまでが自分の人生?

「自分は自分のために生きる」そう言い切ってしまうと、なんだかエゴイスティックな人生観のように見えて、人からはあまり尊敬されないかもしれません。

「自分は人々に生かされている。だから人のために生きる」と言い換えてみると、今度は求道者のようで、ときには「偽善的」といわれるかもしれません。

『進化と人間行動』(長谷川寿一・長谷川眞理子著 東京大学出版会発行)という本の中に「協力行動の進化」という章があります。そこで述べられていることの一部を要約すると、「人間がアカの他人のためにも役に立とうとする(たとえば献血)のは、遺伝的行動である(これを互恵的利他行動と呼ぶ)。そうした行動の結果として今日の人類の繁栄がある。それは進化の過程であって、人間に固有のものではない。体重40〜50グラムのチスイコウモリ(吸血性のコウモリ)にも、血を必要量だけ摂取できなかった個体に対して、やや多めに吸血してきた個体が、胃から吐き戻して窮状を救ってやるという行動がある」というものです。

このような説を参考にすると、「持ちつ持たれつ」が、個人にとっても社会にとっても、いちばん有利な行動原理といえそうです。自分のことしか考えない血統は、社会からも受け入れられず、進化から取り残されるということでしょう。

食事相談担当者のライフデザイン

そこで、食事相談担当者——栄養士、保健師、医師、スポーツトレーナー、その他多くの健康増進系職業人のライフスタイルを考えてみると、その基本は次の4つに集約できるのかもしれません。

1) 人生を少なくとも90年と考え、その中で自分が何をするかを考える。
2) その間、社会活動と私的活動とを同時進行的に持続することを考える。

3）そうした生き方自体が、クライアントのモチベーションアップにつながることをイメージする。サポーターとして尊敬されることを目指す必要はないが、サポーターとして尊敬されることは、むしろ好ましい。

4）職業人としてのあり方だけをイメージするのではなく、公私にわたって輝く（活性な）自分をイメージする。

トレーニングは欠かせない

最近、健康サポーターになるための資格ビジネスが活況を呈しています。この傾向は当分続くことでしょう。

しかし、資格の有無にかかわらず、人をサポートする仕事は、実技のトレーニングなくしては身につきにくく、向上しにくいことは明らかです。その点は、スポーツ、芸術、芸能、多くのビジネス技能とまったく同じです。

話がうまい、聞き上手、インタビューがうまい、表情が明るい、人に好かれる、栄養知識が豊富、医学知識が豊富、外国語に堪能……などは、食事相談担当者としての資質として有利なものですが、それらは、食事相談担当者としての適性を保証するものではありません。

キャッチボールをすることなく野球の選手になれないように、食事相談担当者も、実技トレーニングなくしては、相談者になれません。現在の肩書きや、これまでの経験とはあまり関係がなく、これから磨く実技の質と量こそが、食事相談担当者の実力となることでしょう。

影山版セルフチェック100か条

「魅力的な食事相談担当者になりたい」と思っても、具体的に何をすればよいので

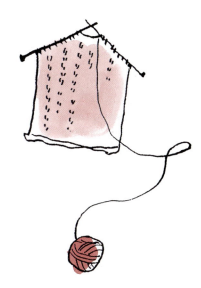

しょうか。

以前、私がコーチングを学び始めた頃、「コーチの資質チェック」というものを目にしました。

「なるほど、アメリカらしい」と感心しました。1つ1つをチェックすることで、自分がどこまで到達したかがわかります。そして、これをすべてクリアするために、がんばろうとする自分に気づきました。

それからずいぶん時が経ちましたが、その間、食事相談担当者（おもに栄養士）向けに、影山バージョンとでもいうものを作ってきました。次ページに紹介します。

食事相談担当者のためのセルフチェック100か条

パルマローザ　影山　なお子©

次の100項目のうち、「あてはまる」「だいたいあてはまる」と思われるものに「✓」を入れてください。

| 例) | 1 | ✓ | 毎朝、起きたらまず、鏡で表情や身なりをチェックし、髪などを整える。 |

■生活習慣

1		家族に「おはよう」「ありがとう」「おやすみ」などのあいさつをする。
2		浴室に体重計を置いて、週に1回以上は測っている。
3		室内の掃除、玄関まわりの掃除は、2日に1回以上のペースでおこなっている。
4		ふとんの上げ下げ、ベッドまわりの整頓などは毎日のこととしている。
5		洗濯物はためることなく、こまめにおこなっている。
6		排便の時刻をある程度決めて守っている。

■身だしなみ

7		入浴またはシャワー、洗髪は毎日おこなっている。
8		就寝前にはメークは落としてから寝る。
9		外出の予定のある・なしにかかわらず、毎朝メークはしている。
10		姿見(全身が映る鏡)で全身のコーディネートをチェックしている。
11		肌着の買い足しは年に数回と決めておこなっている。
12		家でも外でも、歩くときはきびきび歩いている。
13		クローゼット内の整理整頓に心がけている(乱雑になっていない)。
14		あした着てゆく衣服は、前夜に用意して、整えておく。
15		季節が変わるごとに衣替えをおこなっている。
16		外出するとき、TPOに合った服装を選んでいる。
17		ファッション誌などには定期的に目を通して、身だしなみの勉強をしている。
18		古びた靴は早めにあきらめ、買い換えるようにしている。
19		髪型やメークの方法などについて雑誌や専門家のアドバイスなどで勉強している。
20		美容院に行く日を、1〜2か月に何回と計画的に決めている。
21		休日でもジャージやナイトウエアで1日中過ごすようなことがないようにしている。
22		衣服やアクセサリーのコーディネートには気を使い、それなりの勉強もしている。
23		宅配便の受け取りや集金の人などの対応にも、身だしなみを整えている。

■コミュニケーション

24		Eメールでも郵便でも、着信したら必ず返事を出す。
25		テレビや映画の内容、旅行の感想などを人に話す習慣がある。
26		旅先から家族や知人に絵ハガキを出す習慣がある。
27		新聞にはひととおり目を通す。
28		定期購読をしている雑誌がある。
29		読書の習慣がある(3か月に1冊以上)。

■食生活

30		1日3食、決めた時刻に食事をしている。
31		1日に何を、どれくらい食べればよいかを、およそ把握している。
32		間食をしたときなどは、そのあとの食事で量や質のコントロールをしている。
33		好き嫌いがなく、なんでも食べられる。
34		食卓の雰囲気を楽しくするよう心がけている(食器、ランチョンマットなど)。
35		食卓では、家族の体調を確認したり、その日のことを話したりするようにしている。
36		1人で食事をするときも、手を抜かず、献立を整える。
37		正しい箸の持ち方、正しい茶碗の持ち方などが身についている。
38		盛りつけにも大いに気を配っている(パック食品などはもちろん盛りつけ直す)。
39		珍しい食材などを積極的に使ってみるほうである。
40		新しい料理を積極的にとり入れるように努力している。
41		食材の買い物などでは、遠いスーパーマーケットなどにも出かけてゆく。
42		外食のときも、栄養バランスを考えて食事を選んでいる。
43		外食店を選ぶとき、1つに固定せず、何店かをサイクルするようにしている。
44		会食をするための飲食店などの候補を常に更新している。
45		知人、友人との会食のとき、司会・進行係を任されることを嫌がらない。
46		会食や宴席などでお酒を飲んだときも節度は守ることができる。
47		パーティなどでは、顔見知り以外の人との会話もさほど苦にならない。
48		パーティなどで、連れの人に人を紹介したりして、人脈を広げられるようにする。

| 49 | 料理のレパートリーを増やすべく実践している（年に3品以上）。 |

■仕事と家事

50	仕事と家事とを両立させていて、家族からもそれを認めてもらっている。
51	定時に仕事を終わらせるよう、段取りを決めている。
52	朝、その日おこなう仕事の手順を確認している。
53	常に家の中を整理整頓しているので、いつ、だれが来ても、ほぼ対応できる。
54	家事を自分だけではなく、家族と分担するように努めている。
55	現在の仕事の2年後、5年後の目標がある。
56	職場などでは、家庭の事情で休んだり遅れたりすることはめったにない。
57	仕事に関するスキルアップのために研修を受けたり、自分なりの勉強をしたりしている。
58	週に1回以上は、家事や仕事から解放される自由時間がある。
59	家事を楽しむための工夫を自分なりにしている。例）曜日や時間を決める

■人間関係（家族も含む）

60	家族や友人との関係で、聞き役としての役をしっかり果たせる。
61	人の悪口を相手構わず言わない。「陰口屋」などといわれない自信がある。
62	テレビタレントや有名人の悪口やゴシップに熱中することはない。
63	人からの忠告やアドバイスを素直に受け入れることができる。
64	困った人、苦手な人に対して、いざとなればクレームをつけることができる。
65	先輩や年長者、尊敬する対象があり、その人との交流を大切にしている。
66	お世話になった人には、すみやかにお礼や返事をする習慣がある。
67	親戚関係とのつき合いも窮屈とは感じず、無難に、または快く対応している。
68	グループ活動も大切にし、その仲間との交流を楽しんでいる。
69	仕事、趣味、近所、子ども関係など、いろいろな知人、友人がいる。

■健康管理

70	散歩、ウオーキング、ジョギングなどの習慣がある。
71	上記以外の運動やスポーツの習慣がある。
72	エスカレーターやエレベーター、車やバイクをなるべく控え、足を使うようにしている。
73	週に数回の体重測定の習慣がある。
74	音楽やラジオなどを聞いたり、1人で考え事をしたりする時間が、週に何回かある。
75	趣味や学習のために使う時間が、週に何回かある。
76	地域やサークルなどが開催するイベントにはなるべく参加している。
77	歯のブラッシングはもちろん、手入れに注意し、歯科医の検診は早めに受ける。
78	各部位別の定期検診を欠かすことなく受けている。

■ライフスタイル

79	仕事を充実、発展、持続する理念や情熱を持っている。
80	仕事以外にも打ち込める趣味や社会活動（ボランティアなど）を持っている。
81	趣味や社会活動のことを話し合える仲間がいる。
82	定期的に集まる余暇活動（信仰や社会活動を含む）を持っている。
83	年間計画を持つ余暇活動（信仰や社会活動を含む）がある。
84	毎年、数回は宿泊を伴う旅行をする習慣がある。
85	いまから3年後、5年後の自分が、「こうありたい」という計画や夢がある。
86	後輩や社会に貢献のできる活動をしている。
87	生涯にやりたいこと、学びたいこと、大事にしたいことなど、生きがいや目標がある。
88	何かあったとき、相談にのってくれる人がいる（先輩、先生、コーチなど）。

■食事相談担当者としての資質

89	公私にわたって、接する人に対して親近感のあるあいさつができる。
90	クライアントに対していくつかの問いかけができる。
91	最初の問いに対して、次の問いかけができ、話題を広げることができる。
92	検査値の細かい点にとらわれすぎることなく、複眼的に読むことができる。
93	栄養バランスの基準を持っていて、それをクライアントに適宜示すことができる。
94	食事相談のときに、資料やグッズを活用できる。
95	食事相談時に時間管理ができる。
96	クライアントのライフスタイルのよい点を見つけ、それを支援することができる。
97	複数のクライアントや関係者に向けて講話ができる。
98	文章による食事相談ができる。
99	仕事に関係する書類を作ることができる。
100	身だしなみには、サービス業としてのプロ意識と向上心とがある。

CHAPTER 8　自分自身を磨く「セルフ食コーチング」

第8章 自分自身を磨く「セルフ食コーチング」

61 自分の環境を見直してみる

食コーチングはフリー向き？

　ここまで読まれた方の中には、筆者がたまたま現在フリーで活動しているので、食コーチングはフリー向きのスキルのように思われる方がおられるかもしれません。
　しかし食コーチングは、フリーになってから始めた食事相談ではありません。病院勤めの頃、このスキルを開発し始め、すでにクライアントとのセッションに使っていました。病院も、「食コーチング」を売りの1つにしていました。病院を辞めたあとも、当時のクライアントからは食コーチングの依頼を受けています。
　いま、あなたがどんな資格で（資格がないとしても）、どこで働いていようとも、食事相談のときに、このスキルを活用することはできます。
　トレーニングが必要なことは、再三述べてきていますが、本誌に執筆した考え方や、スキルのいろいろを使ってもらうことはできるでしょう。どこかの許可を得る必要もありません。ただし、自己流の解釈を「これが食コーチングだ」と強調されてしまうのは困りますが……。

職場で活用するには

　ここで、いろいろな職場での食事相談のあり方を考えてみましょう。
　どこの職域にも伝統があり、それぞれ進化した食事相談スキルがあることでしょう。また、カウンセリングや行動療法、コーチングなど、いろいろな専門分野の考え方やスキルを取り入れ、ますます充実した、言い換えれば「支援型の食事相談」へと脱皮しつつあることでしょう。
　この流れは一時的な流行などではなく、食事相談では当たり前のことになることは、容易に予想できます。
　いまは、「行動変容」を急ぎ、結果を出すことを強く求められていますが、それはクライアントに対して、強く、厳しく接することではないと思います。急げば急ぐほど結果は遠くに逃げるでしょう。自発性の発芽を待たないまま、短期間に結果を出そうとすると、しばらくして、また元に戻る可能性があります。
　職場によっては、食事相談担当者に葛藤が起こるかもしれません。食コーチング的な、一見、クライアントに優しいやり方では効果が上がらない、というプレッシャーを受ける可能性があるからです。新しい思想やスキルは、しばしば抵抗を受けます。もっとも食コーチングは、その原理の点で、さほど新しいものとは筆者自身は考えていません。
　職場でプレッシャーを受けたとき、従来の対応法としては「長いものには巻かれろ」でしょう。しかし、ここで食コーチング的に考えると、まずはスタッフ間のコミュニケーションに時間と労力をかけることが出

発点となります。

職場環境のチェック

職場環境のチェックとして次の4点をあげてみます。

1) 普段から、周囲の人と円満なコミュニケーションがとれているか。たとえば、あいさつ、笑顔、スタッフへの問いかけなど。このような環境ができていないところへ、異種の植物を移植しようと思っても、なかなか根がつかない。

2) 環境を変えるには、自分の力はあまりにも小さいとあきらめないこと。クライアントは感じのよい食事相談担当者のサポートを快く受け入れる。その原理は、同僚や上役にも当てはまる。同僚にとって感じのよい担当者になることが、最終的にはクライアントへのサービス度を高めることになる。

3) 自分の食事相談担当者としての今後を考えてみる。現在の職場で定年まで働くのか、もしそうなら、自分の仕事スタイルを見直してみる。たとえば、リーダー（役職）としての資質の向上。その職場にとって、どんなリーダーが求められているのかの分析。それへの適応アクションの開始。

4) 転職を考えているなら、どの分野で、どんな働き方をするのかを考えてみる。どの分野に進出するにしても、いまの職場で、ほかの人よりも得意なことをピックアップして、それらの得意が生かせるところへの転職を考える。

自分にずいぶん厳しいようですが、その厳しさは、食事相談担当者としての思考力アップに役立つことでしょう。

自分の環境を広げるには

以上のようなことを、自分1人で考え、行動に移すことは、現実にはむずかしいことかもしれません。

それを緩和する1つの方法は、ネットワークに参加するか、自分でネットワークを立ち上げ、仲間と一緒に考えることです（146ﾍﾟｰ）。

あるいは、いま可能な方法で（たとえば予算）コーチをつけることです（144ﾍﾟｰ）。生き方系のコーチ、食事相談担当者向きのコーチなど、コーチにもいろいろな専門があります。

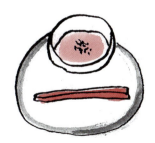
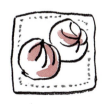

62 自分をアピールするためのメディアづくり

なぜ個人的メディアが必要か

　常勤の勤めを持つ医療・健康関係者が、私的な仕事を持つことには問題があるかもしれません。とくに公務員の場合は、服務規程に違反する可能性があります。

　しかし、地域の同業者の研究会やサークル、ボランティア活動に参加することまでは、規制を受けないと思います。

　その判断は当事者にお任せするとして、公的・私的に食事相談関係の仕事をしてゆくには、少なくとも、自分またはグループをアピールするためのメディアづくりは、欠かせない仕事です。ここでは、個人を想定して必要なメディアを考えてみます。

名刺を作る

　いろいろな活動をしたり、自分や組織をアピールしたりするためには名刺は欠かせません。社会活動をする人が、他者と交流するためのパスポートのようなものです。

　名刺づくりに先立って、個人またはグループの仕事内容を示すネーミングを考えます。これは、会社組織やNPO活動などの法人格を示すものとは限らず、いわば愛称のようなものです。しかし、そこには理念を反映させたいものです。

　「パルマローザ」は、筆者がネットワークする栄養士の勉強会の名称です。ハーブの名から選んだため、インターネットで検索すると、いくつかのビジネス組織が出てきます。筆者が主宰するサークルは、非営利の組織ですが、ロゴ（logotype 固有のデザインの文字や書体）をプロに依頼し、それをずっと使っています。

　最近は、「食育」関係でネーミングする方が多いのですが、「食育プランナー」「食育コーディネーター」「食育アドバイザー」などの名称は、ほかとバッティングするケースが多いようです。ビジネスとして展開する方は、すでに商標登録を済ませています。私的な利用でもクレームが出ないとは限りませんし、独自性を考えた場合、似たようなネーミングは当然避けるべきでしょう。

　ロゴや名刺のデザインに自信のない方は、プロ級の方に依頼するのが理想です。非営利であれ、遊びであれ、一級品を目指すことが、自分自身のグレードを上げるうえで大切だと思います。

　ただし、自分自身の方針は貫きます。「プロが言うから」と、自分の信念を曲げてしまっては、なんのためのアクションかわからなくなります。

　最近はパソコンで自作することも可能ですが、ここでも、手づくりの温かさよりは洗練された、プロ仕立ての完成度を大事にしたいと、筆者は考えます。

　名刺づくりに必要な事項をあげます。
①ネーミング（ロゴ）
②アイキャッチャー（人目を引くイラスト

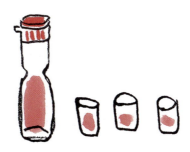

や写真。原則として1個)
③肩書き(「パルマローザ主宰」など)
④簡単な活動内容(いわば営業品目)
⑤氏名(ローマ字名併記)
⑥住所と電話、Eメールアドレス、ホームページアドレス

活動品目が表面に入りきれないときは、裏面に印刷します。

パンフレットを作る

パンフレットは、名刺1枚には記載しきれないほどの業務内容、略歴、仕事への意欲を示す場合に作ります。

サイズは、A6(ハガキサイズ)、B6(大型ハガキサイズ)、A5(ハガキの2倍サイズ)、B5(本書サイズ)、A4(公的書類サイズ)などがあります。

形態としては、チラシ(1枚のペラ)、2つ折り(4ページ)などがあります。

まだあまり立派なものを作る段階ではないという人は、文庫本くらいのサイズのペラ(両面刷り)か、4ページ(往復ハガキ型)程度のパンフレットを作って、名刺では説明しにくいときに手渡してはいかがでしょうか。

これもデザインは、プロのアドバイスなどを得て、本物を目指しましょう。

ホームページやブログを開く

不特定多数の人に、自分の仕事、活動、考え方、ライフスタイルなどをアピールする目的で開設します。

しかし、どんなに私的なものでも、公開する以上、「公器」(おおやけのもの)としての品位と責任は果たしましょう。

まずはしっかりとした編集方針を立て、そのメディアを使って何をアピールするのか、その社会的意義は何か、などを自問してみましょう。

私憤のはけ口としたり、内輪向けのネタばかりであったり、乱れた国語を使ったり、ピンぼけの写真を使ったり……というようなブログは、自己満足に終わります。

デザイン的な感じのよさと同レベルで、情報の鮮度が大切です。アクティブな生活をしていないと、ブログやホームページ上に活気は出てきません。

よいホームページを維持するポイントは、更新はまめにすること。「忙しいから」「面倒だから」を理由にする人には、ホームページやブログによる情報発信は向かないでしょう。

この分野にもプロが存在します。プロに発注するときは、自分のコンセプトをしっかり伝え、アイディアをすり合わせることを忘れないようにしましょう。

63 自分のまわりから「マイコーチ」を探す

食コーチにもコーチは必要

第2章（48ページ）で、食コーチがコーチをつける意味を述べました。

筆者の周囲からは、「とくにいま、困っているわけではないけれど、やはりコーチって必要でしょうか」「もう少し考えがまとまったら、コーチをお願いしようと思っています」という声が聞こえてきます。

これまで、食事相談（おもに栄養士）の世界では、このような習慣がなかったので、どう考えてよいかわからない人がほとんどだとしても当然です。

結論を最初にいえば、自分が何かに向かって進む気持ちがないのであれば、コーチは必要ないでしょう。メタボリックシンドロームの方も、それを改善しようと思わなければ、食事相談は必要ありません。実際、そういう人がほとんどです。食事相談は、自分を必要とする人と出会い、その人を支えてゆくのが仕事です。コーチも、これとまったく同じです。

これまでに3人コーチを

筆者の場合、2001年1月に初めてコーチをつけました。

最初のコーチは仕事で知り合った方。テレビやマスメディアで活躍していたその方に憧れて、私のほうからお願いをしました。期間は3か月。

2人めのコーチは、学んでいたコーチ養成スクールで紹介された方。ホームページ上からその方のプロフィールを判断して決めました。その間のやりとりは、電話で2回ほど。お会いすることはなく、電話だけのコーチングで半年。

「資格を取る」というゴールであったため、目標を達成したと同時に、コーチ契約は終了しました。

そして、いまの3人めのコーチは、2003年9月からお願いしています。

自分の置かれている立場によって、コーチを変えていくのが自然でしょう。

筆者にとってのメリット

筆者の場合、コーチをつけることで、まず安心感を得ています。クライアントとの食事相談を振り返るとき、クライアントに対して有効なサポートができなかったとき、メディアから取材や原稿依頼を受けるとき、自分が担当する講義をバージョンアップしたいときなど、コーチに自分の考えを話して確認をしたり、アドバイスを受けたりします。

クライアントの中には年長者や異性が少なくありません。その方々がすべて人生の目標を持っているわけではなく、サポートしにくいこともあります。こんなとき、人生経験のあるコーチのアドバイスからはよいヒントが得られます。

そう言う筆者自身も、複数の食事相談担

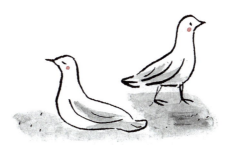

当者（栄養士）のコーチを引き受けています。このようにサポートし合うことによって、食事相談のスキルは高まってゆくと思っています。

食事相談担当者がコーチをつけるための予算は、自分への投資だと述べましたが（49ページ）、同時にまた、商品開発費あるいは販促費のような意味もあります。担当者自身のモチベーションをキープし、より多くのクライアントの役に立つことができるようになります。

それでもコーチが見つからない人は、家族や友達に、定期的に、自分のことを10分でも聞いてもらえる時間を確保してみてはどうでしょうか。

コーチをつけたいと思ったら…

コーチをつけたいと思ったら、まずは以下のアクションを起こしてみましょう。

1) すでにコーチをつけている人（多くはないのですが）に実際の感想を聞いたり、コーチに関する情報収集をしたりしましょう。
2) 自分のモデルとなる人（「このように仕事をしたい」「自分にない才能を持っている」など）に直接お願いしたり、その人の近くにいられるような場面設定を考えたりします。
3) コーチにも相性はあります。日頃からコミュニケーションをとりやすいか、こちらの言いたいことをしっかり聞いてくれるかなどをチェックしておきます。

コーチで失敗しないために

かつて、筆者はコーチ選びで失敗したことがあります。テレビなどで活躍している有名な方にコーチをお願いしたところ、何か相談をすると「こんなこともわからないの？」と、説教調のコーチングが延々と続き、それが精神的苦痛になりました。それ以来、コーチ選びには慎重になりました。

また別に、筆者がコーチを引き受けたことのある男性は、他の女性コーチからコーチングを受けている時期に、そのコーチからストーカーのようにつきまとわれ、夜中にまで電話をされて困った、と話していました。

特殊なケースとは思いますが、コーチを選ぶときには、このような点に注意しましょう。

①コーチ経験のある人、またはコーチ的な役割を果たしている人であること。
②自分の夢や意見に共感してくれる人であること。
③知り得た情報を軽はずみに話さない人であること。
④恩きせがましい態度になるコーチを抑止する。「こんなにしてあげたのに」のような発言が出るようになったら、コーチ契約を終了することを告げる。

64 食コーチの ネットワークづくり

ネットワークとは

セミナーや講演会に1人で参加して、終了後、その日の感想を周囲の人と話し合うこともなく、1人で帰るときの何か物足りなさを味わった人は多いのではないでしょうか。

あるいは、食事相談のセッションが終わったあと、「このこと、だれかに相談できないかな？」と思ったことはありませんか。こんなとき、情報交換ができるネットワークがあったら……そう考えて、筆者は以下に紹介するようなネットワークをつくりました。

ここでいう「ネットワーク」とは、ヒューマンネットワーキング（人的なつながり）のこと。「同じ目的や同じ空間を共有することで、自分自身のライフスタイル（生き方、価値観、仕事、家庭、趣味、生きがいなど）が活性化される、人と人との輪のようなつながり」と定義します。この場合、同僚や仕事上のスタッフとは少し違います。一般には、定期的に開く「同好会」「同業者交流会」「趣味の会」などが、それに該当します。

ネットワークはなぜ必要か

食事相談担当者にとって、ネットワークはどのような意味を持つのでしょうか。次にあげてみましょう。

1) 同じ志を持つ仲間との情報や意見交換によって、個人の知識やスキル、能力が向上する。
2) 同じ志を持つ仲間と喜びや苦労を共感し合ったり、いろいろな情報を交換し合ったりすることで、連帯感や安らぎが生まれる。
3) 仲間と一緒に、いろいろな社会活動ができるようになる。大勢の情報発信は影響力も強くなり、食関係者全体の社会的地位が向上する。
4) いろいろなタイプの人との交流によって、個人の社会への適応力を高める。

ネットワークの例

筆者が主宰している栄養士ブラッシュアップセミナーの例を紹介しましょう。

前述のように、いままで会員としてセミナーに参加していたネットワークでも、主催者と受講者とが交流する場がないため、せっかく出会った方たちと知り合う機会がありませんでした。それを寂しく思って、2002年9月に、協力してくれる方と一緒に、「パルマローザ」を立ち上げました。この会は会費制で、会員は、青森県から熊本県まで、栄養士を目指す学生からベテランの栄養士までが在籍しています。

会の目的は栄養士としてのスキルアップですが、そのほかに、従来の栄養士のスキル以外のものも重視しています。

次にあげる、文章教室や笑顔づくりセミ

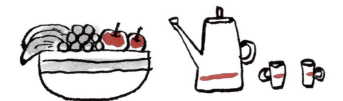

ナーなどです。それらは、ほかでは得にくいスキルだからということもありますが、もう1つは、栄養士の仕事現場が人々の生活圏の中へと広がっていることと関係があります。メタボリックシンドロームが象徴的に示すように、予防の最前線は、ますます人々の生活習慣の中に移っています。そこでは専門知識に加えて、人生そのものを支える洞察力や柔軟性、楽しみ方、そしてセンスが必要と考えます。

ブラッシュアップセミナー

栄養士ブラッシュアップセミナーでは、英会話、文章教室、写真の撮り方、話し方、笑顔のつくり方、お化粧の仕方などのセミナーを毎月開催しています。

また、シンポジウムやワークショップを1年に1回のイベントとしておこないます。2006年度から、栄養士ネットワーク新聞『エンパル』を年4回、発刊することにしました。そのため、企画会議を定期的におこない、毎日メーリングリストで情報交換をしています。職域が違う栄養士が、それぞれの仕事や考え方について情報交換をすることは、それぞれの役割分担を自覚するうえでもプラスになっています。

2006年12月に開催したワークショップでは、他の栄養士ネットワークにはどのようなネットワークがあるのか、ということを各チームに分かれて発表しました。

その中には「自分は、いまの環境について愚痴を言っているだけで、なんのアクションも起こしていないことに気がつきました」という発言があり、筆者にはとても印象的でした。

ネットワークに参加するには

「私の周囲にはそういうネットワークがない」とは、よく聞く言葉です。もしそうなら、自分でそういうネットワークをつくるか、存在するところへ出かけてゆくか、どちらかしか対策はありません。筆者の主宰するネットワークには、日本各地から参加していますし、もちろん交流を続けています。また最近、地域に自分でネットワークを立ち上げた方もいます。

ときどきメールで入会を希望する方からの問い合わせがあります。こちらから返事をしても、半年も返事がない、自分を名乗らない、なども珍しくありません。そういう方には、「ああ、ここでスピーディーに1歩を踏み出せば、社会性が身につくのに……」と、心の中でつぶやいています。

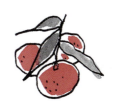

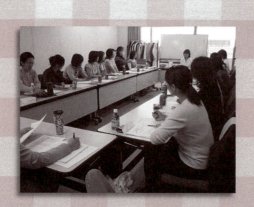

「食コーチング」を学ぶ
食コーチングもスポーツ技能と同じで、
本を読むだけ、話を聞くだけでは身につかない。
実践しながら学び続けること。
著者は年に2回
「食コーチングセミナー」を開催している。

(提供：影山なお子)

待つこと20年、最新の食事相談スタイルの誕生

　以前、自分が編集する食生活雑誌の健康・食事相談欄の変遷を、バックナンバーの何十年分かを遡って調べたことがあります。1964年の東京オリンピック直後、日本人の体力不足を改善するような風潮が強かったのですが、60年代が終わる頃からは、徐々に肥満が問題化してきます。読者からの「食べ過ぎで太ってしまう」という質問に対する栄養士さんの回答の中には、「あなたは意志が弱いからです」というのがあったりして、その回答者の勢いのよさには苦笑しました。

　1988年には、上記の雑誌の読者に呼びかけて、「栄養士のためのカウンセリングテクニックセミナー」を開いたり、行動療法に関する記事を継続的に掲載したりしたのは、「指導」だけでは人の健康行動はなかなか定着しないことを感じていたからです。

　しかし、「カウンセリングテクニックセミナー」の講師は、それぞれ食とは関係のないジャンルの方々でした。他分野の成果を「栄養指導」の世界に移入したいと願ったのですが、機が熟していなかったのか、また2日間程度のセミナーでは身につくはずもなかったのか、その後も、さほど大きな変化は見られませんでした。

　それからなんと20年近い歳月を経て、いまようやく、「栄養指導」を「食事相談」と言い換えようと明言する栄養士が、食の世界に現れました。

　影山なお子さんは、病院での栄養士業務の経験から、指導や指示よりも支持や自発性のほうが、クライアントにとってはメリットが大きいことを観察されました。客室乗務員の経験やコーチングのスキルをベースにして、「食コーチング」という、新鮮でオリジナリティのある、温かいスキルを創設されました。その温かさは、食事相談担当者側の都合を優先するのではなく、クライアントの真の健康、そして人生の質を大事にしたいという理念から生じるものでしょう。さらに、「生きがい」というバックグラウンドをイメージして食事相談をおこなうと、いままで十分に活用できなかった栄養学や医学の知識・理論を適材適所に使うことができるということを、見いだしました。

　食事相談担当者は、自分の仕事が「食を通じて人の生きがいづくりに貢献すること」であるという認識を持つことによって、「この仕事を選んでよかった」と、心から思う機会が増えるのではないでしょうか。

　　平成19年4月　　　　　　　　　　　　　　　　　　　　　　　　　　大橋禄郎

1960年　東洋大学国語国文学科卒。女子栄養大学出版部で生活習慣病関連図書、月刊『栄養と料理』編集長などを経て、1991年　大橋予暇研究所を開設。ロッコム文章・編集塾主宰。女子栄養大学非常勤講師、出版プロデューサー、著述家。

索引

あ
- あいさつ……28
- あいさつ力……28
- アイスブレイクタイム……128
- 頭がよくなる食品……88
- あと押し型……5,12

い
- Eメールで食事相談……130
- 胃潰瘍、胃がんなどの術後の人……116
- 異性との食事相談……30
- 1型糖尿病……108
- 一汁三菜……36
- 1次予防……16
- 意欲……14

え
- 栄養指導……4
- 栄養のバランス……34
- 塩分制限……106
- 塩分摂取量……106

お
- 欧米化……38
- 「お酒を飲み過ぎる」という人……122

か
- 開業……44
- 外国の健康法……96
- 外食カロリーブック……75
- 外的モチベーション……14
- カウンセリング……4
- 過敏性腸症候群……115
- 「間食がやめられない」という人……120

き
- 記入書類……66
- 強化子……14

く
- クォリティ・オブ・ライフ（QOL）……7
- クライアント……2
- グループでの食事相談……42

け
- 計量カップ……77
- 計量スプーン……77
- 下痢を繰り返す人……114
- 健康観……18
- 健康行動……94
- 健康日本21……80,105
- 健康の3大要素……18
- 健康の定義……18
- 健康の6大要素……18
- 言語表現……26
- けんそん表現……27

こ
- 行動変容……4,11,14
- 更年期障害……118
- 国民健康・栄養調査報告……38
- 個体内コミュニケーション……24
- コーチ……144
- コーチング……3
- 骨粗鬆症……119
- 好ましい相談室の条件……52
- コミュニケーションの定義……24
- コレステロール値……119
- コンプライアンス……4

さ
- 最初のあいさつ……58
- サプリメント……94
- サポート……8,12
- 3次予防……16

し
- 支援……8
- 支援者……12
- 刺激……14
- 自己紹介……58
- 脂質異常症……110,119
- 質問項目……66
- 自発性……8
- 自分の環境……140
- 終了時のあいさつ……29
- 終了時のフィードバック……62
- 守秘義務……47
- 主要死因別にみた死亡率……39
- 商標登録……3,142
- 条件づけ……4

初回に聞いておくこと‥‥‥‥60	セルフモニタリング‥‥‥‥‥4	**ね**
食育‥‥‥‥‥‥‥‥‥‥‥‥40	0次予防‥‥‥‥‥‥‥‥‥‥16	ネットワークづくり‥‥‥‥146
食育基本法‥‥‥‥‥‥‥‥‥40	**た**	年齢差がある人との食事相談
食コーチ‥‥‥‥‥‥‥‥‥‥48	ダイエット‥‥‥‥‥‥‥‥‥80	‥‥‥‥‥‥‥‥‥‥‥‥31
食コーチが向上させたい技能	体格指数‥‥‥‥‥‥‥‥‥‥84	**は**
‥‥‥‥‥‥‥‥‥‥‥‥48	代謝性症候群‥‥‥‥‥‥‥104	秤‥‥‥‥‥‥‥‥‥‥‥‥‥77
食コーチング‥‥‥‥‥‥‥‥2	体重計‥‥‥‥‥‥‥‥‥‥‥76	パソコン‥‥‥‥‥‥‥‥‥‥77
「食コーチング」同意書‥‥‥73	タイムスケジュール‥‥‥‥58	パルマローザ‥‥‥‥‥142,146
「食コーチング」申し込みシート	**ち**	パワーポイント‥‥‥‥‥‥77
‥‥‥‥‥‥‥‥‥‥‥‥73	中性脂肪‥‥‥‥‥‥‥‥‥110	パンフレットを作る‥‥‥‥143
食シーンの分類‥‥‥‥‥‥20	**つ**	**ひ**
食シーンのメッセージ性‥‥20	痛風‥‥‥‥‥‥‥‥‥‥‥110	BMI‥‥‥‥‥‥‥‥84,102,104
食事記録‥‥‥‥‥‥‥‥‥‥68	**て**	非言語コミュニケーション
食事記録の書式‥‥‥‥‥‥71	ていねい表現‥‥‥‥‥‥‥27	‥‥‥‥‥‥‥‥‥‥‥‥25
食事相談‥‥‥‥‥‥‥‥4,52	手紙、文書で食事相談‥‥‥132	非言語表現‥‥‥‥‥‥‥‥26
食事相談室‥‥‥‥‥‥‥‥52	デジタルカメラ（またはカメラ	筆記用具‥‥‥‥‥‥‥‥‥77
食事相談精神‥‥‥‥‥‥‥47	つき携帯電話）‥‥‥‥‥77	肥満者の割合‥‥‥‥‥‥‥38
食事相談担当者‥‥‥‥‥‥136	電話食事相談‥‥‥‥‥‥‥126	肥満症‥‥‥‥‥‥‥‥‥‥102
食事相談担当者の資質‥‥‥16	電話による食事相談‥‥‥‥126	肥満度分類‥‥‥‥‥‥‥‥102
食事相談担当者の資質をセルフ	**と**	標準体重‥‥‥‥‥‥‥‥‥84
チェック‥‥‥‥‥‥‥136	問いかけ‥‥‥‥‥‥‥‥‥10	**ふ**
食事相談担当者のためのセルフ	問いかけのバリエーション	フィードバック‥‥‥‥‥‥62
チェック100か条‥‥‥‥138	‥‥‥‥‥‥‥‥‥‥‥‥11	「普通体重」の年代別割合‥‥85
食事相談の料金‥‥‥‥‥‥44	同意書‥‥‥‥‥‥‥‥‥‥70	不定愁訴‥‥‥‥‥‥‥‥‥118
食事の間食化‥‥‥‥‥‥‥120	糖尿病‥‥‥‥‥‥‥‥‥‥108	フードファディズム‥‥‥‥88
食事バランスガイド‥‥‥‥36	動脈硬化‥‥‥‥‥‥‥‥‥119	フードモデル‥‥‥‥‥‥‥77
食習慣に関するお尋ね‥‥‥72	特定保健用食品‥‥‥‥‥‥87	ブラッシュアップセミナー
食生活に関する基本的なお尋ね	**な**	‥‥‥‥‥‥‥‥‥‥‥147
項目‥‥‥‥‥‥‥‥‥‥67	内臓脂肪型肥満‥‥‥‥‥‥102	プリン体‥‥‥‥‥‥‥‥‥110
食生活の洋風化‥‥‥‥‥‥38	内臓脂肪型肥満の判定手順	ブレスロー等の「7つの健康習慣」
「食の欧米化」に関係のある食品	‥‥‥‥‥‥‥‥‥‥‥103	‥‥‥‥‥‥‥‥‥‥‥‥19
の1日摂取量‥‥‥‥‥‥39	内臓脂肪蓄積‥‥‥‥‥‥‥104	ブログ‥‥‥‥‥‥‥‥‥‥143
職場環境のチェック‥‥‥‥141	内的モチベーション‥‥‥‥14	文書による食事相談の書式例　133
食品交換表‥‥‥‥‥‥‥37,75	7つの健康習慣‥‥‥‥‥‥19	**へ**
食品成分表‥‥‥‥‥‥‥‥75	**に**	便秘改善に有効な食習慣‥‥‥113
食物繊維含有表‥‥‥‥‥‥112	2型糖尿病‥‥‥‥‥‥‥‥108	便秘症‥‥‥‥‥‥‥‥‥‥112
す	2次予防‥‥‥‥‥‥‥‥‥16	**ほ**
スポーツ栄養‥‥‥‥‥‥‥90	日本肥満学会‥‥‥‥‥‥‥84	飽食‥‥‥‥‥‥‥‥‥‥‥38
スリム志向‥‥‥‥‥‥‥‥80	認知‥‥‥‥‥‥‥‥‥‥‥4	歩数計‥‥‥‥‥‥‥‥‥‥76
スリムになりたいという人‥‥80		ホームページ‥‥‥‥‥‥‥143
せ		ホワイトボード‥‥‥‥‥‥77
生活習慣や運動習慣に関する		
お尋ね‥‥‥‥‥‥‥‥72		
セルフチェック‥‥‥‥‥136		
セルフチェック100か条		
‥‥‥‥‥‥‥‥‥137,138		

索引

ま
マイコーチ・・・・・・・・・・・・・・・・ 144
マズローの5段階欲求説・・・・・・・ 15
マニュアル・・・・・・・・・・・・・・・・・ 66

め
名刺を作る・・・・・・・・・・・・・・・・ 142
メタボリックシンドローム
・・・・・・・・・・・・・・・・・・・・・ 104
メディアづくり・・・・・・・・・・・・ 142

も
目標体重・・・・・・・・・・・・・・・・・・ 83
モチベーション・・・・・・・・・・・・・ 5
モチベーションの定義・・・・・・・ 14

や
やる気・・・・・・・・・・・・・・・・・・・・ 14

よ
よいコーチの条件・・・・・・・・・・・ 49
4次予防・・・・・・・・・・・・・・・・・・ 17
四群点数法・・・・・・・・・・・・・ 34, 37
四群点数法の食品構成例・・・・・・ 35

ら
ライフスタイル・・・・・・・・・・・・・・ 6

り
リーダーシップ・・・・・・・・・・・・ 12

わ
話題力・・・・・・・・・・・・・・・・・・・・ 74

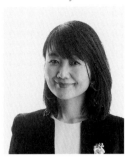

●著者略歴
影山 なお子

1989年	日本女子大学文学部社会福祉学科卒業
	全日本空輸株式会社東京空港支店第3課配属
1994年	女子栄養大学栄養学部栄養学科栄養科学専攻入学
1998年	都内病院勤務(3年間勤務)
2001年	健康支援者ネットワーク「パルマローザ」設立
2002年	都内クリニック勤務(3年間勤務)
2004年	東京療術学院「食コーチング®」学科講師　現在に至る
2005年	「食コーチングプログラムス」主宰
	食コーチ®として活動開始　現在に至る
2010年	女子栄養大学食文化栄養学科非常勤講師　現在に至る
資格ほか	管理栄養士、食コーチ®
	日本体操協会認定一般体操指導員

食コーチング
「問いかけ」で進める健康サポート　　ISBN978-4-263-70731-9

2018年9月10日　第1版第1刷発行

　　　　著　者　影　山　なお子
　　　　発行者　白　石　泰　夫
　　　　発行所　医歯薬出版株式会社

〒113-8612　東京都文京区本駒込1-7-10
TEL.(03)5395-7626(編集)・7616(販売)
FAX.(03)5395-7624(編集)・8563(販売)
https://www.ishiyaku.co.jp/
郵便振替番号　00190-5-13816

乱丁,落丁の際はお取り替えいたします.　　印刷・真興社／製本・榎本製本
© Ishiyaku Publishers, Inc., 2018. Printed in Japan

本書の複製権・翻訳権・翻案権・上映権・譲渡権・貸与権・公衆送信権(送信可能化権を含む)・口述権は,医歯薬出版(株)が保有します.
本書を無断で複製する行為(コピー,スキャン,デジタルデータ化など)は,「私的使用のための複製」などの著作権法上の限られた例外を除き禁じられています.また私的使用に該当する場合であっても,請負業者等の第三者に依頼し上記の行為を行うことは違法となります.

|JCOPY| <出版者著作権管理機構 委託出版物>
本書をコピーやスキャン等により複製される場合は,そのつど事前に出版者著作権管理機構(電話03-3513-6969,FAX 03-3513-6979,e-mail:info@jcopy.or.jp)の許諾を得てください.